CONTRIBUTION A L'ÉTUDE

DE LA PRÉPARATION

DU

SÉRUM ANTIDIPHTÉRITIQUE

PAR

LE DR J. IDRAC

Médecin stagiaire au Val-de-Grâce

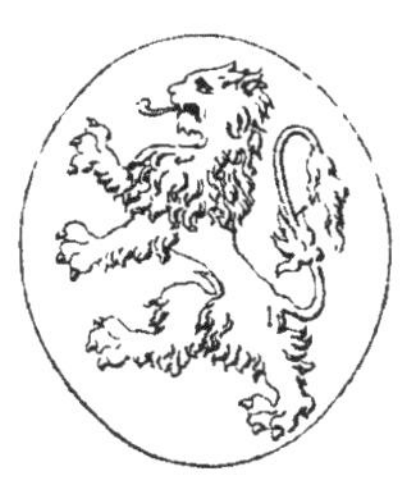

LYON

A. REY, IMPRIMEUR DE LA FACULTÉ DE MÉDECINE

4, RUE GENTIL, 4

1895

CONTRIBUTION A L'ÉTUDE

DE LA PRÉPARATION

DU

SÉRUM ANTIDIPHTÉRITIQUE

CONTRIBUTION A L'ÉTUDE

DE LA PRÉPARATION

DU

SÉRUM ANTIDIPHTÉRITIQUE

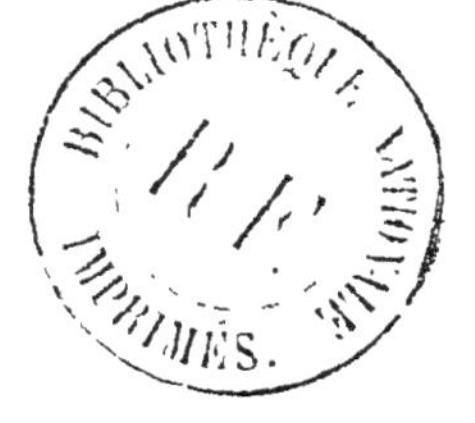

PAR

LE Dr J. IDRAC

Médecin stagiaire au Val-de-Grâce

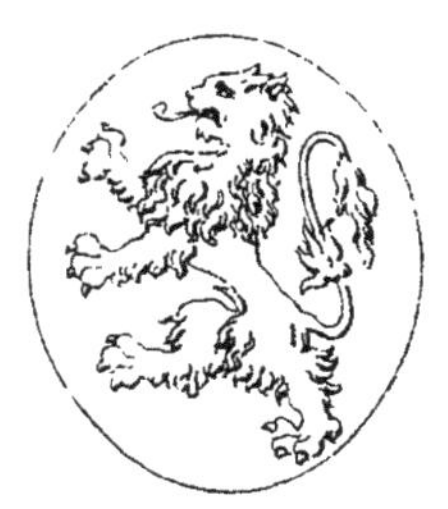

LYON

A. REY, IMPRIMEUR DE LA FACULTÉ DE MEDECINE

4, RUE GENTIL, 4

1895

AVANT-PROPOS

Nous avons entrepris ce modeste travail, guidé et encouragé par la haute et bienveillante protection de M. le professeur Arloing; il nous a permis de travailler pendant un an dans son laboratoire de la Faculté de médecine et c'est ainsi que, tout en apprenant quelques éléments de bactériologie, nous avons pu nous intéresser à la préparation du sérum antidiphtéritique. Nous avions entre nos mains d'immenses ressources pour faire des études très sérieuses ; nous aurions voulu consacrer plus de temps à notre travail, et, surtout, être beaucoup plus régulier dans nos recherches; malheureusement, notre bonne volonté a été trop souvent jugulée par la nécessité des circonstances, dans lesquelles nous nous trouvions; nous étions obligé, en effet, de terminer nos études dans un délai réglementaire. Nous avons subi cette loi rigoureuse, mais bien à regret. Aujourd'hui, nous demandons à M. le professeur Arloing, d'avoir pour nous beaucoup d'indulgence; nous savons qu'elle ne nous fera pas défaut, car, déjà, il a bien voulu nous le prouver, en acceptant la présidence de notre thèse. Avant de quitter ce laboratoire, où il était notre maître, et où nous considérions comme un très grand honneur d'écouter les leçons d'un savant si universellement estimé, nous lui témoignons notre profonde et respectueuse reconnaissance.

M. le professeur agrégé Courmont nous a également prodigué ses conseils si éclairés; nous avons été toujours séduit par ses qualités brillantes; de plus, il a fait naître en nous un état d'âme, pénétré de déférence et d'affection : lorsque nous avons eu, au cours de nos études médicales, des heures pénibles, il a relevé notre courage, qui faiblissait; nous avons ainsi contracté envers lui une dette de cœur; elle est de celles qu'on n'oublie jamais.

Pendant trois ans, nous avons suivi avec assiduité les leçons cliniques de M. le professeur Teissier; de tous nos maîtres, c'est celui dont l'enseignement nous a fait le plus aimer nos études et nous a donné une conscience bien nette de nos devoirs.

Nous remercions également M. le Dr Nicolas, préparateur de M. le professeur Arloing, qui a bien voulu nous aider à apprendre quelques principes de bactériologie.

Que nos chefs de l'Ecole du service de santé militaire reçoivent ici l'assurance de notre profond respect. M. le médecin-major de 1re classe Lemoine, professeur agrégé au Val-de-Grâce, et M. le médecin-major de 1re classe Brousses, ont eu la tâche ingrate de nous enseigner les premières notions de médecine et de chirurgie ; ils ont souvent corrigé nos fautes avec douceur et bienveillance ; nous les prions de vouloir agréer l'expression de notre vive gratitude.

Que tous ceux qui ont eu pour nous quelque affection veuillent bien accepter l'hommage de notre thèse et croire que nous nous souviendrons toujours de leur bonté ; pendant notre année d'études à la Faculté de médecine de Montpellier, nous avons trouvé chez M. le Dr Guibal l'accueil le plus aimable ; grâce à lui et à sa famille, nous avons moins souffert d'être livré à nous-même, encore bien jeune ; nous nous sommes senti moins seul ; du plus profond du cœur : merci !

Nos excellents camarades de promotion et d'Ecole nous ont plusieurs fois donné des marques de sympathie ; nous les prions de croire à nos sincères sentiments d'amitié. Entre tous, M. le Dr Caujole est devenu, à la suite de ces trois dernières années d'études, notre meilleur ami ; nous avons vivement apprécié la générosité de son caractère ; il nous a témoigné une affection si grande qu'elle atténuait nos tristesses et exaltait nos joies ; les hasards de la vie militaire vont bientôt nous séparer l'un de l'autre ; mais le souvenir constant de nos cordiales relations nous fera toujours éprouver la même émotion et les mêmes regrets.

CONTRIBUTION A L'ÉTUDE
DE LA PRÉPARATION
DU
SÉRUM ANTIDIPHTÉRITIQUE

I

Historique.

Nous n'avons pas l'intention d'entreprendre l'histoire de la sérothérapie en général; pour rester dans le cadre de notre sujet, nous allons nous borner à donner un aperçu historique de ce qui a été fait sur la diphtérie.

La communication de M. Roux au Congrès international d'hygiène, tenu à Budapest en septembre 1894, eut en France un grand retentissement; on ignorait, en effet, les longues et patientes recherches qui, depuis longtemps déjà, avaient été poursuivies sans relâche par des expérimentateurs peu connus dans notre pays, en dehors des bactériologistes et du public médical.

Ce sont, en effet, Behring[1] et Kitasato qui, dès l'année

[1] *Deutsch. med. Wochenschr.* 1890, n° 5. — *Zeitschr. f. Hyg.*, 1892, XII. I.

1890, avaient découvert que le sérum sanguin des animaux immunisés par les toxines du microbe du tétanos, conférait l'immunité aux autres animaux ; répétant ensuite, avec la toxine diphtéritique, les expériences qu'ils avaient faites avec les toxines du bacille tétanique, ils obtinrent pour la diphtérie les mêmes résultats que pour le tétanos. Dès lors, Kitasato, Behring, Ehrlich entreprirent d'employer le sérum antidiphtéritique à la guérison de la diphtérie humaine.

Mais, la préparation des animaux, destinés à fournir le sérum antitoxique, offrait beaucoup de difficultés. En 1890, Carl Fraenkel [1] publia quelques résultats sur ce sujet; en introduisant à plusieurs reprises sous la peau ou dans le péritoine des cobayes 10 à 20 centimètres cubes de cultures diphtéritiques en bouillon, chauffées pendant une heure à 65, 70 degrés, il avait réussi au bout de quinze jours à immuniser ces animaux contre l'injection de cultures virulentes.

La même année, Behring [2] indiquait un procédé d'immunisation spécial, consistant à injecter les cultures diphtériques, préalablement additionnées de trichorure d'iode ; cette substance, par son action antiseptique, avait pour effet d'atténuer la virulence des cultures injectées. Lorsque l'animal était déjà immunisé à un certain degré par l'injection de cultures diphtéritiques contenant du trichlorure d'iode, Behring injectait, soit des cultures virulentes en nature, soit leurs toxines pures. Avec ce procédé,

[1] *Berlin. klin. Wochenschr.*, 1890, n° 49.

[2] *Deutsch. med. Wochenschr.*, 1890, n° 50. — Behring, *die Blutserumtherapie*, I, p. 45, 1892.

Behring essaya d'immuniser des cobayes et des lapins; mais il réussit surtout sur les moutons; ces recherches présentèrent quelques difficultés, parce que les moutons se montrèrent très sensibles à l'action du poison diphtéritique. Behring assure qu'il faut agir avec tant de prudence en injectant des cultures diphtéritiques à ces animaux, que des années seraient nécessaires pour les faire bénéficier d'une immunité suffisante.

En 1892, Brieger, Kitasato et Wassermann préconisèrent l'injection de cultures dans de l'extrait de thymus, préalablement chauffées à 65 degrés; mais[1], des expériences comparatives faites par Behring et Kitasato démontrèrent que le procédé de Behring était le meilleur.

En 1893[2], Bardach et Aronson immunisèrent des chiens par l'injection de cultures vivantes; en injectant à un chien des cultures diphtéritiques faibles, à doses rapidement croissantes, Aronson avait pu conférer à l'animal une immunité telle que le pouvoir vaccinant de son sérum était, d'après la méthode d'évaluation de Behring, de 1/4000; c'est-à-dire qu'un centimètre cube de ce sérum était suffisant pour vacciner 4000 grammes de cobaye contre la dose mortelle minima de cultures virulentes. Bardach, de son côté, avait retiré, du sang de ses chiens, injectés par le même procédé, un sérum possédant un pouvoir immunisant de 1/24000; les chiens supportaient très bien les injections de poison diphtéritique, mais leur sérum ne pouvait guère être employé pour l'homme en raison de sa toxicité.

[1] Behring, *Blutserumtherapie*, 1892, I, p. 42.

[2] *Berlin, klin. Wochenschr.*, 1893, n° 4, p. 100.

Aussi Aronson[1] eut-il recours au cheval dont le sérum est peu toxique pour l'homme; il est le premier qui ait préconisé cet animal pour la préparation du sérum antidiphtéritique.

Ainsi donc, des progrès considérables avaient été faits en Allemagne depuis 1890. Behring et Kitasato avaient posé le principe et, depuis lors, on s'était efforcé de trouver une méthode qui rendît plus facile la préparation du sérum; ces recherches avaient également bien abouti, puisqu'en 1894, avant la communication de Roux, il y avait en Allemagne des fabriques de sérum antidiphtéritique.

Ces faits n'étaient connus en France que de quelques initiés; peu de travaux avaient paru sur la question. En 1893 seulement, dans les *Archives de médecine expérimentale et d'anatomie pathologique*, Koudrevetzki donne les résultats d'expériences faites pour étudier les propriétés immunisantes du sérum du sang et des extraits des organes des chiens intoxiqués par le poison diphtéritique. Il injectait dans la veine d'un chien de fortes quantités de poison dipthéritique. Le chien était tué au bout de vingt à trente heures; son sérum et les extraits de ses organes incorporés à des cobayes, communiquaient à ces animaux une résistance manifeste contre le poison diphtéritique. Mais cette immunité s'affaiblissait avec le temps et était, du reste, d'un degré peu élevé; car ces cobayes devenaient malades et tombaient dans une cachexie progressive pour succomber enfin en quelques semaines; Koudrevetzki refit alors les mêmes expériences sur le rat, qui est connu

[1] Aronson, *Berlin. klin. Wochenschr.*, 1894.

pour son immunité naturelle contre la diphtérie. Cet animal peut supporter, sans trop réagir, des doses considérables de poison diphtéritique ; mais, dans les extraits d'organes de ces rats intoxiqués, Koudrevetzki ne put découvrir d'antitoxine.

Cet auteur chercha un procédé pratique d'immunisation contre la diphtérie. Il essaya plusieurs moyens pour atténuer la virulence de la toxine injectée aux cobayes. Mais, ni l'eau iodée, ni le liquide de Gram, ni l'ozone, ni le permanganate de potasse ne lui donnèrent de résultats satisfaisants. Il essaya alors de substituer la voie stomacale à la voie sous-cutanée ; les cobayes résistèrent un peu plus, mais d'une façon encore insuffisante ; les lapins restèrent aussi sensibles ; il ne put pas non plus conférer l'immunité aux cobayes par l'injection sous-cutanée de très petites doses de cultures virulentes ou filtrées; après deux ou trois injections, les animaux tombaient dans un état d'amaigrissement progressif et succombaient dans la cachexie. Koudrevetzki conclut que les cobayes et les lapins se prêtent mal à l'étude de la question. Il essaya alors d'immuniser une chèvre, d'après la méthode de Behring. La chèvre reçut d'abord des cultures filtrées et préalablement portées à 63-70 degrés pendant une heure; puis des injections des mêmes cultures filtrées, mais traitées par le trichlorure d'iode, puis enfin des cultures filtrées n'ayant subi aucune préparation. De plus, au commencement de l'immunisation, la chèvre reçut pendant plusieurs jours, avec du son qu'elle prenait, des cultures filtrées ou non, à la dose de 100 à 150 centimètres cubes par repas ; une saignée, faite quatre mois et demi après la première injection, fournit un sérum très actif; mais, son action immunisante, très énergique contre les cultures filtrées, était insuffisante contre les cultures diphtéritiques vivantes. Au point de vue de la facilité d'immunisation, la chèvre de Koudrevetzki se montra assez sensible à l'action du poison diphtéritique : la réaction locale était assez intense. Du côté de l'état général, à plusieurs reprises, il y eut une forte élévation de température, l'animal avait l'air bien malade, ne mangeait rien ; il fallait bien espacer les injections.

Nous avons exposé, avec quelques détails, les recherches de Koudrevetzky parce qu'en somme, ce sont les seules qui aient été publiées en France avant la communication de M. Roux.

Cette communication eut un grand retentissement en France ; elle contenait la technique pour arriver facilement à l'immunisation des chevaux et de plus des statistiques tout à fait favorables au nouveau traitement. MM. Roux et Martin, pour immuniser les animaux, donnèrent la préférence à la méthode des toxines iodées, déjà connue depuis longtemps ; la toxine diphtéritique additionnée d'iode étant beaucoup moins dangereuse, MM. Roux et Martin ajoutaient à la toxine, et au moment même de l'employer, un tiers de son volume de liqueur de Gram ; un lapin de taille moyenne supportait d'emblée 1/2 centimètre cube de ce liquide ; au bout de quelques jours, ils renouvelaient l'injection, puis ils continuaient ainsi pendant plusieurs semaines ; ensuite, ils augmentaient les doses de toxine iodée, ou diminuaient la proportion d'iode ; plus tard, ils donnaient la toxine pure ; si les animaux diminuaient de poids, ils interrompaient les injections et évitaient ainsi de les amener à un état de cachexie, qui se serait terminé par la mort. En somme, ces auteurs mettaient en pratique une méthode qui, dès 1890, avait été utilisée par Behring en Allemagne.

MM. Roux et Martin expérimentèrent sur les moutons et sur les chèvres et, ainsi que Behring l'avait précédemment établi, ils constatèrent que ces animaux étaient très sensibles à l'action du poison diphtéritique. Les chèvres notamment tombaient quelquefois, même longtemps après le début de l'expérience, dans un état d'amaigrissement et de faiblesse extrêmes; cependant, le sérum de ces animaux cachectiques, manifestait des propriétés préventives, quand on l'injectait aux cobayes; de plus, l'antitoxine passait dans le lait, ainsi qu'Ehrlich l'avait déjà établi.

MM. Roux et Martin, avec le concours de M. Nocard, firent alors quelques essais d'immunisation sur les vaches ; ils trouvèrent qu'une vache en lactation et bien immunisée est une source d'antitoxine ; le lait, qu'elle donne, est, sans doute, bien moins actif que son sérum sanguin ; mais, il est possible de condenser sous un petit volume l'antitoxine qu'il contient. Quelques-unes de ces expériences donnèrent de bons résultats. Nous trouvons notamment, dans une observation de M. Nocard, l'histoire d'une vache en lactation, qui, au bout de six mois, avait été immunisée ; le pouvoir préventif de son sérum était de 20000 : elle avait reçu en tout 551 centimètres cubes de toxine sous la peau et, finalement, sa santé était parfaite. Mais l'immunisation avait été longue, l'animal se montrait très sensible aux premières injections; la température s'élevait beaucoup ; elle montait de 0,5 à 1 degré en moyenne et atteignait quelquefois 40 degrés. Les autres expériences, faites sur les vaches par les mêmes auteurs, ont montré combien elles étaient sensibles à l'action du poison diphtéritique ; une d'entre elles a succombé en cours d'immunisation, à la suite de l'injection de 5 centimètres cubes de toxine diphtéritique. Outre des lésions locales très étendues, on trouva à l'autopsie une néphrite parenchymateuse très prononcée. Si l'on considère qu'au moment de la mise à bas, la sensibilité au poison est encore augmentée, on voit que l'immunisation des vaches, comme celle des chèvres, exige beaucoup trop de ménagements pour qu'on puisse retirer quelque avantage partique du choix de ces animaux.

L'âne ne parut pas non plus à MM. Roux et Martin supporter suffisamment bien la toxine diphtéritique : un ânon de six mois succomba après deux injections d' 1 centimètre cube de toxine faites à huit jours d'intervalle l'une de l'autre.

C'est alors que MM. Roux et Martin immunisèrent des chevaux ; le cheval avait été déjà préconisé par Aronson de Berlin ; cet auteur avait montré que cet animal réagit peu sous l'influence des injections de toxine et que néanmoins son sérum est très actif ; de plus, il est peu toxique pour l'homme, même à des doses considérables ; injecté sous la peau, il est résorbé en quelques instants sans amener de réaction locale. De plus, il est facile de retirer de la jugulaire d'un cheval, avec une pureté parfaite, de grandes quantités de sang, d'où se sépare un sérum très limpide.

Les chevaux, immunisés par MM. Roux et Martin supportèrent bien les injections de toxine ; chez plusieurs d'entre eux, 2 à 5 centimètres cubes de toxine forte, injectée d'emblée sous la peau, ne provoquèrent qu'une fièvre passagère et un œdème local assez promptement dissipé. Les chevaux furent assez rapidement immunisés et purent fournir de grandes quantités de sérum antidiphtéritique.

Si nous précisons par un exemple, nous voyons qu'un cheval a été immunisé par M. Roux en deux mois et vingt jours ; pendant ce temps, il a reçu 800 centimètres cubes de toxine tuant un lapin de 500 grammes en quarante-huit heures, à la dose d'un dixième de centimètre cube. Comme réaction, il n'y eut qu'un œdème local passager et une élévation de température d'1 degré environ, le soir des jours où l'injection avait été copieuse. Le 87e jour, le cheval fut saigné, on introduisit dans la jugulaire 200 centimètres cubes de toxine sans qu'il se produisît de réaction ; le sérum recueilli avait un pouvoir préventif supérieur à 50000.

Dans le cours de ce travail, nous aurons plusieurs fois à revenir sur les recherches du Dr Roux, pour montrer les rapports qui existent entre ses observations et celles de M. le professeur Arloing. On verra de plus en plus que si le mérite de la découverte ne revient pas au Dr Roux, du moins, c'est lui qui a bien décrit la méthode à suivre et qui a ainsi largement contribué à vulgariser la sérumthérapie en France et à l'accréditer dans les milieux scientifiques et médicaux.

II

Préparation de la toxine diphtéritique.

D'après l'aperçu historique que nous venons de donner sur l'immunisation des animaux contre la diphtérie, on conçoit facilement quelles seront les diverses phases de la préparation du sérum antidiphtéritique ; ce sérum, étant le produit de réaction d'un animal soumis à l'action des toxines du bacille de Löffler, il faut :

1° Préparer la toxine ;

2° Inoculer la toxine à un animal;

3° Après un temps convenable, saigner cet animal et retirer de son sang le sérum antitoxique.

Préparation de la toxine. — La première condition indispensable consiste à se procurer un bacille de Löffler assez actif pour que sa culture, âgée de vingt-quatre heures, tue un cobaye de 300 grammes en un jour. On ensemence ce bacille dans des vases à fond plat (flacons de Fernbach), contenant chacun 1/2 litre à 1 litre de bouillon alcalin peptonisé à 2 pour 100; le bacille étant essentiellement aérobie, il faut que la couche liquide ait une faible épaisseur. Les flacons et le bouillon ont été préalablement stérilisés à l'autoclave; on les porte à l'étuve à 37 degrés; mais, dans ces conditions, il faudrait laisser les cultures à l'étuve pendant des mois, pour que le poison s'accumule en quantité suffisante; aussi, pour activer la préparation, est-il nécessaire de faire passer dans la culture un courant d'air humide suivant le procédé de MM. Roux et Yersin : chaque flacon est muni d'une tubulure latérale inférieure; chacune de ces tubulures est reliée par un tube de caoutchouc à un ajutage d'un tuyau de cuivre, qui est lui-même en relation avec une trompe à eau; des pinces à vis sont placées sur les tubes de caoutchouc et permettent de régler le courant d'air, qui pénètre dans le col de chacun des flacons, après avoir barboté dans un flacon laveur. Les microbes étrangers en suspension dans l'atmosphère sont retenus, soit par l'eau du flacon laveur, soit par la bourre de coton interposée entre ce dernier et le récipient, où se fait la culture. Les bacilles s'accumulent souvent en voile à la surface du bouillon, quand l'atmosphère, située au-dessus, est renouvelée. Après trois semaines, un mois au plus, les cultures sont suffisamment riches en toxine pour être employées; on les filtre sur une bougie Chamberland sous une pression de deux ou trois atmosphères, et le bouillon, chargé de toxines, est reçu à l'abri des germes de l'air, dans des flacons bien stérilisés; ces flacons, une fois bien remplis, sont bouchés et tenus à l'abri de la lumière, à la température ordinaire; de la sorte, la toxine ne perd son activité que très lentement.

Il importe beaucoup de s'assurer de temps en temps, au cours des opérations précédentes, que le courant d'air passe régulièrement et lentement, sinon des accidents fort ennuyeux peuvent se produire; la bourre de coton interposée peut être trop condensée, offrir ainsi une résistance trop grande au passage de l'air. Dès lors, le vide se fait et il suffit alors de la pression extérieure, à peine égale à 1 atmosphère, pour écraser les ballons; c'est ce qui s'est produit une fois au laboratoire de M. le professeur Arloing; deux ballons s'affaissèrent subitement, au moment où l'on faisait passer le courant d'air; les cultures se répandirent dans l'étuve, ce qui nécessita une désinfection minutieuse. Pour éviter ces inconvénients, M. le professeur Arloing substitua des flacons de Mariotte couchés ou des vases à fond plat, aux grands ballons de Fernbach, moins résistants, et depuis lors, le même accident ne s'est plus reproduit.

Lorsque la toxine a été filtrée, il faut s'assurer de sa virulence; elle doit tuer un cobaye de 500 grammes en quarante-huit heures à la dose de 1/10 de centimètre cube. Il importe également d'avoir fait une provision suffisante de toxine ayant la même activité ; de cette façon les expériences seront comparables entre elles. M. Roux fait remarquer, en effet, que tous les bacilles diphtéritiques, même lorsqu'ils paraissent également virulents pour les cobayes, ne donnent pas les mêmes quantités de toxine dans les cultures. Donc, on doit essayer des bacilles de diverses provenances, reconnaître ceux qui sécrètent la toxine la plus active et, une fois la culture achevée, chercher également les flacons les plus toxiques. L'on a ainsi une ou deux sources de toxine à peu près également virulentes, qu'on emploiera pour injecter un ou plusieurs chevaux. C'est là ce qui a été fait au laboratoire de M. le professeur Arloing; toutes les injections ont été faites avec deux toxines désignées sous les rubriques, toxine A, toxine B, dont la virulence avait été exactement appréciée avant de commencer l'immunisation des animaux. Cette immunisation est de beaucoup la phase la plus importante et la plus délicate dans la préparation du sérum ; c'est elle que nous avons principalement en vue dans ce travail. Nous allons maintenant l'étudier, laissant, sous forme d'appendice, à la fin de ce travail les observations que nous devons à l'obligeance de M. le professeur Arloing.

III

Immunisation des chevaux.

Avant d'injecter les chevaux, il est nécessaire de s'assurer qu'ils sont dans les meilleures conditions pour supporter l'infection à laquelle ils vont être soumis ; il n'est pas utile d'avoir des animaux de prix : des chevaux de fiacre ou de ferme suffisent très bien, pourvu qu'ils soient forts, robustes et qu'ils se nourrissent bien. Il importe beaucoup qu'ils n'aient aucune lésion des organes internes et surtout des reins ; les femelles pleines, ou qui ont mis bas depuis peu, sont moins résistantes à l'action du poison ; il ne faut donc pas les employer.

Avant toute chose, on doit s'assurer que les chevaux ne sont pas morveux et, par conséquent, qu'ils ne réagissent pas à la malléine. On leur injecte 3 centimètres cubes de malléine dans le tissu cellulaire lâche en arrière de l'épaule; on prend leur température avant l'injection et toutes les deux heures après. Il se développe généralement un peu de tuméfaction locale sans importance ; mais, il ne doit pas y avoir de forte réaction fébrile, sinon les chevaux sont suspects d'infection morveuse et ne doivent pas être employés.

D'après M. Roux, il en est de même des chevaux, qui ont eu auparavant une maladie infectieuse quelconque ; les cellules de l'organisme, qui ont été imprégnées de produits microbiens, ont acquis de ce fait une susceptibilité spéciale pour tous les agents infectieux. Lorsqu'on injecte de la toxine diphtéritique à un animal qui a déjà subi l'influence de quelque poison microbien, alors même qu'il paraît rétabli, il se montre beaucoup plus sensible que les animaux neufs; les faits qui confirment cette idée ne sont pas rares. M. Roux cite, notamment, l'histoire d'un cheval, qui s'est montré très sensible à l'action du poison diphtéritique ; il suffisait d'une injection d'un centimètre cube de toxine pure pour mettre la vie de l'animal en danger ; il se produisait une tuméfaction considérable, faisant place à une plaque indurée encore sensible après une semaine ; l'état général était très défectueux ; l'animal était abattu, ne mangeait pas et sa température atteignait 40°5. M. Roux fait remarquer que ce cheval, un an avant d'être soumis à la toxine diphtéritique, avait été inoculé avec du pneumocoque de Talamon-Fraenkel très virulent et ces injections avaient provoqué une vive réaction ; c'est à ces inoculations que M. Roux attribue la sensibilité particulière de ce cheval pour le poison diphtéritique.

Il importe donc de bien examiner les chevaux pendant plusieurs jours avant de les inoculer ; dans le même ordre d'idées, il semble qu'il ne suffit pas seulement de s'assurer que le cheval n'a subi aucune infection préalable ; nous croyons que le cheval, qui va être soumis aux expériences, ne doit avoir aucune trace de maladies chroniques. M. Arloing, dans une communication faite à la Société de médecine, en mai 1895, a montré l'influence qu'avait l'intoxication diphtéritique sur le ravivement des lésions anciennes ; la deuxième des observations que nous donnons à la fin de ce travail a servi de point de départ à la démonstration de M. le professeur Arloing ; en parcourant cette observation, on voit qu'il s'agit d'un cheval qui s'est montré très sensible aux injections ; lorsque cet animal entra au laboratoire, il avait quelques traces de conjonctivite chronique et de plus, les synoviales articulaires et tendineuses de ses membres, surtout du membre postérieur gauche, n'étaient pas absolument saines. Néanmoins,on essaya d'immuniser cet animal ; mais, après une première série d'injections, au cours desquelles il reçut 346 centimètres cubes de toxine, on constata que l'œil droit avait une conjonctivite assez intense et qu'il s'était produit une énorme synovite de l'articulation tibio-tarsienne gauche postérieure ; la dose de 30 centimètres cubes de toxine, pour une seule injection, produisit une si vive réaction générale, qu'on craignit la morve latente ; mais l'épreuve de la malléine ne donna aucun résultat. Pendant plusieurs jours, on se contenta de faire des injections de 15 centimètres cubes ; elles causèrent peu de réaction ; on essaya alors une injection de 20 centimètres cubes et aussitôt il se produisit des désordres oculaires et articulaires. Pour éviter de raviver les accidents, il fallut se maintenir à de petites doses et, dans ces conditions, le sérum obtenu fut faible ; le cheval dut être abandonné. Ainsi, c'est une règle générale : on ne doit employer que des chevaux sains, autant que possible.

Ces précautions prises, on commence les injections ; mais il faut être très prudent au cours des premières inoculations ; la sensibilité des chevaux, pendant les premiers jours, nous a paru très variable ; tandis que, dans notre quatrième observation, nous avons l'histoire d'une jument qui réagissait très peu, nous trouvons, dans notre sixième observation, celle d'une jument qui s'est montrée très sensible aux premières injections ; même sous l'influence de très petites doses de toxine, la réaction des chevaux est très variable ; il se présente des cas où la susceptibilité individuelle d'un cheval est si grande qu'il faut compter avec elle et la tâter soigneusement. M. le professeur Arloing insiste sur les nombreuses précautions qu'il faut prendre au début de l'immunisation ; il a remarqué que certains chevaux sont à ce point sensibles à l'action de la toxine diphtéritique que leur vie est mise en danger par une première injection sous-cutanée d'1 centimètre cube. Ne pas agir avec prudence, c'est donc s'exposer à perdre beaucoup de temps et, peut-être, à avoir bien des mécomptes.

Dans le laboratoire de M. le professeur Arloing, on commençait par des injections d'1/2 c.c. de toxine additionné d'1/2 c.c. de liqueur de Gram, puis on diminuait peu à peu la proportion de liqueur de Gram, en augmentant simultanément la proportion de toxine ; ce n'est qu'à la quatrième ou cinquième injection qu'on arrivait à injecter 1 c.c. de toxine pure ; on agissait, du reste, suivant la sensibilité de l'animal.

Malgré ces précautions, des chevaux, qui étaient d'abord

en parfaite santé et qui n'avaient été affaiblis par aucune infection préalable, réagissaient très vivement. Prenons comme exemple la troisième de nos observations : il a fallu douze jours, avant qu'on puisse injecter 1 centimètre cube de toxine pure à une jument pourtant bien robuste. Dès les premières injections du mélange de toxine et de liqueur de Gram, la vie de l'animal était en danger, la température arrivait jusqu'à 40 degrés et il se développait des tuméfactions énormes ; cet animal a succombé à l'intoxication diphtéritique ; cependant, on ne lui a jamais injecté, en une seule séance, plus d'1 centimètre cube de toxine, et ces injections étaient largement espacées. Après chaque injection, il y avait une élévation marquée de la température, mais surtout il se développait des œdèmes énormes ; c'est l'intensité de cette réaction locale qui est un des principaux dangers dans l'immunisation des chevaux ; des œdèmes aussi considérables constituent un obstacle sérieux à la circulation ; le cœur s'hypertrophie, puis il finit par céder devant une pareille résistance ; par suite, le cours du sang n'étant plus régulier, la filtration rénale se fait mal, alors qu'elle est peut-être la fonction la plus importante chez un animal qu'on empoisonne par des doses progressivement croissantes de toxine ; ce sont là les idées qui peuvent être dégagées de l'autopsie, que nous décrivons à la fin de cette observation ; il y avait de l'hypertrophie de la rate et de la périsplénite chronique, faits qui n'ont rien de surprenant chez un animal intoxiqué ; mais on a constaté de l'hypertrophie cardiaque, un épanchement péricardique et de la congestion pulmonaire, ces deux dernières lésions pouvant très bien être rattachées à la première.

Ces faits, sans être exceptionnels, ne sont pas les plus

fréquents ; beaucoup de chevaux réagissent d'une façon bien moins intense ; dans ces cas, on augmente progressivement la quantité de toxine, qu'on injecte tous les deux jours; il faut attendre que la réaction locale ou générale, provoquée par une injection, ait complètement disparu ; la réaction est surtout appréciable chaque fois que l'on augmente la dose de toxine injectée; elle consiste en une élévation de température et une tuméfaction locale, qui peuvent être toutes deux très appréciables ; mais, ce qu'il y a de remarquable, c'est que ces deux modes de réaction ne se présentent pas toujours réunis ; certaines injections sont suivies d'une tuméfaction très considérable, sans la moindre élévation de température, tandis que, d'autres fois, c'est l'inverse ; il y a une réaction générale très vive, une forte élévation de température, sans qu'il y ait de réaction locale.

Des deux phénomènes, l'élévation de température est certainement le moins constant ; sur certains sujets, celui de notre première observation, par exemple, il est même insignifiant dès le début ; chez d'autres, l'effet hyperthermisant est très intense au commencement de l'immunisation, mais il disparaît assez rapidement après quelques injections. M. le professeur Arloing, dans sa communication à la Société de médecine (mai 1895) prend comme exemple la deuxième observation, que nous donnons à la fin de ce travail. Nous y voyons que la température s'élève à 40°2 après la première injection ; à 40°1 après la deuxième ; à 38°3 après la troisième; ces trois premières injections étaient d'1 centimètre cube de toxine, plus 1/2 centimètre cube d'eau iodée ; à la quatrième injection, on injecte 1 centimètre cube de toxine pure, aussi la température s'élève-t-elle à 39°6 ; mais, après la cinquième injection (1 centimètre cube de toxine pure), elle n'arrive qu'à 38° 4 ; puis, les doses croissent, mais la température ne monte plus sensiblement. Lorsqu'on arrive à injecter 10 centimètres cubes, nous n'avons que 38°3 ; la vingt-septième injection est de 30 centimètres cubes, et la température ne dépasse pas 38°2. On laisse reposer l'animal vingt jours avant de le saigner; on recommence aussitôt les injections, et après la première, on n'a que 37°5.

Si l'effet hyperthermisant disparaît assez rapidement, l'effet phlogogène local se manifeste fort longtemps ; dans notre première observation, nous pouvons voir que la réaction générale a été insignifiante, au contraire, l'effet local s'est manifesté presque constamment ; on le voit encore après trente injections, alors que la réaction thermique a oscillé simplement de deux à trois dixièmes de degré après chaque injection. De même, dans notre deuxième observation, on voit que la réaction locale garde presque toute son intensité jusqu'à la fin, tandis que la réaction générale s'atténue progressivement. Toutes ces remarques ont été déjà faites par M. le professeur Arloing dans sa communication à la Société de médecine (mai 1895).

Si nous envisageons non plus la série des injections sous-cutanées immunisantes, mais l'effet produit après chaque injection, nous voyons que l'élévation de température et surtout la tuméfaction locale peuvent être très passagères ; nous avons pu constater que, lorsqu'on injectait les chevaux un peu plus tôt dans la journée, il y avait quelquefois, le soir, une assez forte réaction fébrile ou une tuméfaction assez intense au point injecté et tous ces phénomènes avaient disparu le lendemain.

Nous pouvons voir également dans nos observations

que la réaction fébrile et la tuméfaction locale peuvent être beaucoup plus persistantes. Nous avons noté deux fois la formation d'un abcès, mais nous croyons qu'il s'agit d'une infection secondaire, qui a dû se produire au moment de l'injection, car il est très difficile d'être dans des conditions absolument aseptiques.

On voit combien est variable la réaction des chevaux; elle l'est à ce point qu'une dose déterminée de toxine peut d'abord ne provoquer aucune réaction et, répétée deux jours après, causer une forte élévation de température et une tuméfaction appréciable au point injecté; en parcourant nos observations, on pourrait constater que ce fait s'est présenté plusieurs fois.

L'ancienneté de la toxine employée a aussi une certaine importance; les toxines les plus vieilles sont les moins virulentes ; aussi, lorsqu'on augmente brusquement la dose de toxine injectée, peut-on avoir recours pendant quelques jours à une toxine plus ancienne; cependant, il semble, d'après nos observations, qu'il vaut mieux ne pas alterner les toxines vieilles avec les toxines récentes ; si l'on filtre une provision de toxine tous les quinze jours en moyenne, on peut arriver à avoir, pour chaque injection, une toxine qui n'est pas assez vieille pour avoir perdu beaucoup de sa virulence, et l'on peut ainsi injecter, pendant tout le cours d'une immunisation, une toxine dont la virulence a été sensiblement la même. On pourra retrouver ce procédé dans la septième observation et l'on verra qu'après les injections successives auxquelles la jument a été soumise, il n'y a jamais eu de réaction bien appréciable; la réaction générale a été peu intense; la température n'est arrivée que deux fois à 38°5; la courbe thermique a donc été très régulière. Les bactériologistes tendent aujourd'hui à admettre que la sécrétion de l'antitoxine résulte de l'action excitante exercée par la toxine sur les cellules de l'économie ; le premier résultat d'une injection de toxine est donc la production d'un travail sécrétoire par les cellules de l'organisme. Dès lors, ne semble-t-il pas naturel d'admettre qu'une cellule, comme tout organe, ne se trouve bien que d'un travail soutenu, égal, régulier; qu'elle répond à des excitations modérées et égales, qui mettent en jeu sa vitalité, tandis qu'elle se trouve surmenée du fait d'excitations inégales ; la jument dont l'histoire fait l'objet de la sixième observation est une de celles qui ont le plus souffert de l'intoxication diphtéritique; or, dans l'intervalle de deux mois, on lui injecta des toxines d'ancienneté fort différente. Nous croyons, en somme, qu'il serait bon d'employer des toxines assez récentes pour que leur virulence n'ait pas changé.

Nous avons vu qu'après des injections de la même toxine, la réaction des chevaux était très variable; aussi, n'y a-t-il pas de règles précises à poser au point de vue de la progression des doses de toxine à injecter; il n'y a qu'un principe général qu'il faut toujours respecter : agir suivant la sensibilité de l'animal. Si l'on se comporte ainsi, on arrive à injecter aux chevaux des doses considérables de toxine, 50 à 70 centimètres cubes en une seule fois, sans qu'il se produise de réaction et c'est par là que le choix du cheval, pour la préparation du sérum, est réellement pratique; en quatre mois, on a pu injecter 1500 c.c. de toxine à un cheval; après quinze jours de repos en moyenne, faire une saignée de 6 litres, et le sérum du sang ainsi recueilli avait un pouvoir immunisant de 1/50.000 au moins.

Ce résultat acquis, il faut encore maintenir les chevaux dans cet état d'immunité, de façon à pouvoir leur faire plusieurs saignées successives. Ici, deux méthodes se trouvent en présence :

1° La méthode des injections intra-veineuses ;

2° La méthode des injections sous-cutanées.

La première méthode paraît plus commode ; on injecte 300 à 500 centimètres cubes de toxine, au moment où l'on fait la saignée, et on laisse reposer l'animal jusqu'à la saignée suivante, qui peut avoir lieu vingt jours après.

Ce procédé a été employé quelquefois par M. Roux, mais il n'est pas sans danger ; M. Roux donne l'observation d'un cheval qui supportait mal ces injections intra-veineuses ; chaque fois, il était pris de crampes ; ses membres postérieurs étaient si faibles qu'il fallait le soutenir, il suait abondamment, son pouls était petit ; le soir, la température était élevée, l'appétit diminué ; le lendemain, le cheval était en parfaite santé.

Nous pouvons ajouter à cette observation la première de celles que nous publions. Nous avons là l'histoire d'un animal, qui supporte très mal les injections intra-veineuses; après une saignée notamment, on lui injecta 150 centimètres cubes dans la jugulaire. L'animal tituba aussitôt, et, il se produisit une chute sur le sol avec dyspnée trés intense; le lendemain, l'animal était rétabli. Ce cheval fut soumis dès lors à des injections sous-cutanées et les supporta très bien.

Le second procédé est celui qui a été employé à Lyon ; pendant vingt à vingt-cinq jours, après la première saignée, on injectait tous les deux ou trois jours 50 centimètres cubes de toxine environ, et l'on pouvait ainsi, après quelques jours de repos, retirer un sérum aussi immunisant que le premier.

Au contraire, avec le procédé précédent, M. Roux a constaté que le pouvoir immunisant du sérum faiblissait, et il l'explique par ce fait, que les cellules doivent être fréquemment excitées pour sécréter sans cesse l'antitoxine ; c'est là ce que réalise le procédé des injections sous-cutanées.

Telle est la méthode que l'on a suivie à Lyon pour l'immunisation des chevaux, méthode très scientifique, puisqu'elle tient compte du facteur le plus important : l'état de réceptivité plus ou moins grande des chevaux. Ce serait une erreur de croire que le cheval réagit très peu sous l'influence de la toxine diphtéritique, et qu'étant aussi réfractaire, il ne peut fournir un sérum bien immunisant. Les expériences faites à Lyon, à l'occasion de la préparation du sérum anti-diphtéritique, ont montré que la sensibilité du cheval était assez grande. Nous avons eu un cas de mort chez un animal qui n'avait jamais reçu plus d'1 centimètre cube en une seule séance ; les autres chevaux ont moins réagi sans doute, mais il a fallu souvent bien espacer les injections, pour permettre à la réaction locale de disparaître. Il reste, que si l'on agit très prudemment au début, si l'on augmente graduellement les doses de toxine injectée, d'après la sensibilité de l'animal, on arrive à d'excellents résultats et, au bout d'un certain temps l'animal, dont on a ménagé la susceptibilité au début, finit par ne plus réagir après des injections de doses considérables de toxine; sa santé est désormais excellente et il est une source puissante de sérum très actif.

Aujourd'hui, au laboratoire de M. le professeur Arloing, il y a trois chevaux qui sont dans ce cas ; nous en racontons l'histoire dans nos première, quatrième et cinquième observations ; ils sont soumis à l'immunisation depuis plus d'un an ; on maintient le pouvoir de leur sérum par la méthode des injections sous-cutanées et on les saigne tous les deux mois. Tout cela se passe sans accidents et la santé de ces animaux est parfaite : c'est en somme un résultat aussi bon qu'on pouvait le désirer.

IV

Saignée des chevaux, séparation et conservation du sérum.

Il ne nous reste plus maintenant qu'à décrire les précautions à prendre dans les deux dernières phases de la préparation du sérum antidiphtéritique : la saignée du cheval et la séparation du sérum. Nous décrivons ces opérations telles qu'elles sont pratiquées au laboratoire de M. le professeur Arloing ; elles demandent un certain soin, car, mal dirigées, elles peuvent compromettre entièrement le succès de la préparation.

Quand le cheval est suffisamment immunisé, c'est-à-dire, lorsque le sérum d'épreuve a un pouvoir immunisant égal à 1/50.000, on enveloppe l'encolure dans un bandage en toile, fenêtré en face du point où se fera la saignée ; cette précaution est excellente ; elle garantit des impuretés, qui pourraient tomber des parties voisines, la région, sur laquelle on va opérer, les instruments et les mains de l'opérateur. On rase et on désinfecte soigneusement le point sur lequel on va pratiquer la saignée; puis, avec un bistouri flambé, on fait à la peau une incision transversale, et aussitôt on plonge un trocart stérilisé dans la veine jugulaire ; la pointe du trocart est évidemment dirigée vers la périphérie. On enlève la tige centrale du trocart, et le sang s'écoule aussitôt par la canule, qui est restée dans la veine. Le plus tôt possible, et à l'aide d'un tube de caoutchouc stérilisé, on relie la canule à un grand flacon en verre également stérilisé.

Le récipient dans lequel arrive le sang est un flacon de Wolff maintenu incliné sur un petit établi en bois disposé *ad hoc;* le goulot de ce flacon est muni d'un bouchon de caoutchouc durci que traversent à frottement dur trois tubes de verre; l'un conduit le sang près du fond du flacon; l'autre, qui renferme un petit tampon d'ouate stérilisée, permet à l'air de s'échapper à mesure que le sang remplit le flacon ; enfin, le troisième est recourbé extérieurement et terminé par une pointe effilée; il servira à retirer le sérum ; chaque flacon doit être à moitié rempli seulement, il renferme alors 1 litre 1/2 de sang. Lorsqu'on retire 6 litres de sang de la jugulaire du cheval, on a donc besoin de quatre flacons.

Pendant vingt-quatre heures, on laisse ces flacons en repos, et, après ce laps de temps, le sérum s'est séparé du sang coagulé ; alors le troisième tube du flacon de Wolff est flambé extérieurement ; puis on l'enfonce de façon que son extrémité inférieure plonge dans le sérum ; avec des ciseaux flambés, on brise la pointe extérieure de ce tube ; puis on souffle à travers le deuxième tube, tamponné d'ouate filtrante stérilisée, comme nous l'avons déjà dit ; le sérum s'échappe par le troisième tube et tombe dans des conserves de 250 centimètres cubes bien stérilisées. Avec des pipettes à boule bien aseptiques, on le puise dans ces conserves, et on le répand dans de petits flacons de 10 ou 20 centimètres cubes stérilisés. Ceux-ci bien remplis, on les ferme avec des bouchons de caoutchouc lavés au sublimé et conservés dans une solution antiseptique. Avant de fermer les petits flacons, on projette, dans chacun d'eux, un morceau de camphre enflammé, qui s'éteint au contact du liquide; Behring et Ehrlich ne mélangent pas les sérums des différents chevaux. Ils évaluent le pouvoir immunisant de chacun d'eux, et ils ont ainsi des sérums faibles pour les diphtéries bénignes et des sérums forts pour les diphtéries graves. M. le professeur Arloing préfère mélanger les divers sérums, de façon à obtenir un sérum dont le pouvoir immunisant soit au-dessus de la moyenne ; s'il se montre insuffisant pour les diphtéries les plus graves, on n'a qu'à renouveler les injections. Le sérum ainsi recueilli doit être conservé à l'abri de la lumière dans un endroit frais; Behring et Ehrlich pensent qu'il conserve ainsi son activité pendant plusieurs mois. Mais il semble utile de s'assurer de temps à autre du pouvoir immunisant d'un sérum un peu ancien ; il ne faut pas oublier, en effet, que l'on est en présence d'un produit d'origine microbienne, dont la composition, probablement très complexe, est inconnue, et dont les qualités peuvent s'altérer sous des influences nombreuses et que nous ignorons, peut-être.

M. le professeur Arloing a étudié les différents moyens de préserver le sérum de toute contamination microbienne ;

dans une communication faite à la Société de médecine, le 11 novembre 1895, et reproduite dans le numéro de la *Province Médicale* du 16 novembre 1895, nous trouvons le compte rendu de ces recherches ; nous le donnons *in extenso* :

La conservation du sérum anti-diphtéritique, à l'abri des causes de contamination et d'affaiblissement de son pouvoir anti-toxique et immunisant, est un problème dont l'étude s'imposait à un laboratoire qui s'était donné la tâche de préparer ce sérum. J'ai poursuivi cette solution avec le concours de M. Nicolas.

J'ai raconté autrefois comment nous espérions préserver le sérum de toute contamination microbienne. La cueillette du sang est opérée aseptiquement : peau du cheval, trocart, tubes de caoutchouc, flacons récepteurs, sont soigneusement stérilisés. La répartition du sérum, après formation du caillot, est faite dans les petits flacons de 10 ou 20 centimètres cubes, d'après les lois de l'asepsie la plus rigoureuse ; malgré toutes ces précautions, nous n'avons pas eu des résultats schématiques, nous avons éprouvé quelques déceptions. Les microbes peuvent contaminer un certain nombre de flacons ; la répartition du sérum rencontre donc beaucoup plus de difficultés que celle du bouillon, par exemple, dont la contamination est plus qu'exceptionnelle. Il est facile de comprendre qu'il en soit ainsi. Les manipulations sont trop nombreuses pour que l'asepsie soit absolument rigoureuse. La stérilisation de la région cutanée du cheval est assez compliquée ; le sérum passe par trois flacons, avant d'être distribué définitivement ; il est très visqueux ; on est obligé de plonger plusieurs fois de suite la même pipette dans les flacons intermédiaires, etc., etc.

Pour éviter ces mécomptes qui, sans être constants, peuvent se produire assez fréquemment et quelquefois assez longtemps après la cueillette, les microbes poussant souvent très mal dans le sérum, quels étaient les moyens à notre disposition ?

La filtration à travers les filtres minéraux semblait s'imposer ; mais, instruit par mes expériences antérieures sur les filtres, j'ai de suite étudié expérimentalement l'action de la filtration sur les propriétés physiologiques du sérum. Le filtre Maillé fait tomber le pouvoir immunisant de 100 à 34,75 ; le filtre Chamberland de 100 à 30,25. Ce moyen était donc à rejeter, d'autant plus qu'il n'aurait pas donné de sécurité complète pour le sérum, qu'il fallait ensuite répartir dans les flacons de distribution, avec les méthodes ordinaires.

Il restait à ajouter un antiseptique au sérum ; cet antiseptique doit être inoffensif pour l'organisme, actif contre les microbes ; il doit, enfin, changer le moins possible les caractères physiques et physiologiques du sérum.

Avant d'examiner l'influence bienfaisante de l'addition des antiseptiques au sérum, je signalerai les altérations spontanées (physiques et physiologiques) de ce dernier, quand on le conserve un certain temps. Le sérum le plus clair finit toujours par se troubler à la suite de la précipitation d'une matière albuminoïde ; on voit, surtout lorsque la température est basse, des nuages floconneux se répandre dans tout le flacon et finir par tomber dans le fond, sous forme d'un dépôt opaque. Nous avons cru au début à une pullulation microbienne, mais l'ensemencement de ce précipité en bouillon est resté complètement stérile.

On peut faire disparaître ce trouble, en chauffant légèrement le flacon de sérum, mais il faut craindre de coaguler les albumines ; il vaut mieux ne pas s'en préoccuper : un sérum, même sans addition d'antiseptique, peut être trouble et cependant propre. Outre les modifications physiques précédentes, le sérum s'atténue physiologiquement ; son pouvoir préventif diminue avec le temps. Nos expériences ne sont pas encore très nombreuses à ce point de vue, mais, dans un cas, nous avons vu le pouvoir préventif baisser de 25 pour 100 en trois mois. Ce chiffre, naturellement, doit simplement appeler des recherches, il n'a rien de définitif. Il existe, en résumé, des modifications inévitables du sérum ; les esprits timorés devront en prendre leur parti.

Voyons maintenant l'action des antiseptiques. Nous avons essayé le camphre, l'acide thymique, l'acide salicylique, l'acide phénique, l'eucalyptol, tant au point de vue de leurs effets physiques qu'à celui de leur action antiseptique ou de leur influence sur les propriétés physiologiques du sérum.

Le mode d'emploi a été le suivant : camphre et acide thymique : un fragment enflammé dans chaque flacon de distribution ; acide salicylique en excès ; acide phénique 0,50 pour 100 ; eucalyptol 4 pour 1000.

Examen des effets physiques. — Nous avons étudié ces effets à la température ordinaire et à la température de l'étuve, maintenue pendant quarante-huit heures. Le camphre a donné des résultats nuls. L'acide thymique n'a eu aucun effet dans la glacière, mais, à la température du laboratoire et surtout à l'étuve, il a produit une opalescence allant jusqu'à l'opacité louche. L'acide phénique altère légèrement la transparence du sérum. L'acide salicylique laisse au sérum une limpidité parfaite, mais se dépose. L'eucalyptol n'entraîne aucune modification physique.

Examen de la valeur antiseptique. — Nous l'avons jugée par l'influence de ces agents sur le développement de microbes semés accidentellement ou volontairement dans le sérum. Tous les antiseptiques susnommés, sauf le camphre, se sont montrés efficaces contre les microbes accidentellement présents ou contre ceux qu'on semait artificiellement (staphylocoques, streptoceques). De plus, les quatre derniers ont définitivement tué la semence au bout de neuf jours de contact.

Examen des effets physiologiques. — Les effets physiologiques ont été jugés, par injection du sérum et inoculation subséquente de culture virulente. En attribuant à la valeur préventive du sérum naturel le nombre 100, celle du sérum mis en contact avec les antiseptiques du 18 juillet au 8 août s'est trouvée abaissée de la manière suivante :

Sérum normal		100
Additionné d'acide phénique.		97,25
—	d'eucalyptol	96,37
—	d'acide thymique non en excès.	63,37
—	d'acide salicylique	56,25
—	d'acide thymique en excès . .	51,75

Il est facile de faire un choix. L'acide phénique et l'eucalyptol ne modifient que bien légèrement ou même ne modifient pas les caractères physiques et les propriétés physiologiques du sérum. Nous nous sommes prononcé en faveur de l'eucalyptol, qui est d'un emploi moins dangereux que celui de l'acide phénique. Nous l'employons à 4 pour 1000. L'aspect du sérum sera donc dorénavant plus flatteur à l'œil que pendant la période de tâtonnements où nous l'additionnions d'acide thymique; ses propriétés physiologiques seront également beaucoup moins modifiées.

V

Conclusions.

L'étude de la préparation du sérum antidiphtéritique à Lyon, nous permet de poser les conclusions suivantes :

I. La sensibilité du cheval à l'égard de la toxine sécrétée par le bacille de Löffler est sujette à bien des variations individuelles ; certains sujets peuvent succomber à la suite de l'injection de très petites quantités de toxine.

II. Le cheval manifeste sa réaction par une élévation de température et une tuméfaction locale ; l'effet hyperthermisant disparaît assez rapidement, tandis que l'effet phlogogène local se manifeste fort longtemps ; cette tuméfaction locale peut être énorme ; ajoutée à l'intoxication que subit l'animal, elle peut constituer un danger assez important, par l'obstacle mécanique qu'elle oppose à la circulation.

III. Les injections de toxine ravivent les lésions anciennes des chevaux, qui se montrent alors plus sensibles.

IV. Il est nécessaire d'être très prudent au début de l'immunisation ; après avoir rigoureusement soumis l'animal, à l'épreuve dite à la malléine, il faut se rendre compte de la sensibilité de l'animal, commencer par injecter de petites doses de toxine iodée, jusqu'au jour où l'animal réagissant moins et se montrant peu sensible, on peut aller plus hardiment.

V. Un cheval ainsi éprouvé arrive assez rapidement à supporter en une seule séance des doses de toxine variant entre 50 et 100 centimètres cubes. Ce résultat est plus facile à obtenir si l'on emploie des toxines provenant d'une même origine et dont la virulence n'a pu être modifiée par des différences trop grandes d'ancienneté.

VI. Dans ces conditions, un cheval peut être immunisé au bout de trois ou quatre mois, supporter sans inconvénient une saignée de 6 litres de sang dont le sérum a un pouvoir préventif égal ou supérieur à 1/50000.

VII. Pour maintenir au sérum son pouvoir immunisant, la méthode des injections sous-cutanées, consécutives à une première saignée, est la meilleure ; elle permet, au bout de vingt à vingt-cinq jours, de faire une nouvelle saignée de 6 litres et d'obtenir un sérum dont le pouvoir immunisant est encore égal ou supérieur à 1/50000.

VIII. Il est difficile, à la suite des nombreuses opérations, qu'exige sa mise en flacons, d'avoir un sérum, à l'abri de toute contamination microbienne. De tous les antiseptiques, l'eucalyptol à 4 pour 1000 est celui qui conserve le mieux le sérum sans altérer ses caractères physiques ou ses propriétés physiologiques.

APPENDICE

Observations

Première Observation

Cheval de tramway, fort et paraissant être en très bonne santé sa température moyenne est 38 degrés.

Octobre. — 22, température normale, inj. de 1 c. c. de tox. Nocard, + 1/2 c. c. de liqueur de Gram ; le lendemain, très peu de réaction locale ; t. m. 37.8. s. 38.2 — 24, t. m. 38.1. s. 38.5. inj. d'1 c. c. pur, le lendemain, peu de réaction locale. T. = 38.2 — 26. t. m. 38.4. s. 38.6. inj. d'1 c. c. 1/2 pur ; le lendemain, t. m. 38, s. 38.2 ; le surlendemain, t. m. 38.2, s. 38.1 — 29, t. m. 38.2, s. 38. L'animal supporte bien les injections ; l'état général est bon ; il mange bien ; inj. de 3 c. c. ; les jours suivants, la température ne s'élève pas au-dessus de 38.3.

Novembre. — 2, t, 38.; inj. de 5 c. c. ; le lendemain, t. m. 37.9, s. 38.3. — 6, t. m. 38.2, s. 38.4 ; inj. de 5 c. c. ; le lendemain, un peu d'œdème dans le membre correspondant ; t. m. 38.6,

s. 38.5. — 8, t. m. 38.3, s. 38.2, inj. de 7 c. c. ; le lendemain, t. m. 38.7, s. 37.7. — 10, t. m. 38.3, s. 38.6 ; inj. de 7 c. c., le lendemain, t. m. 38.4, s. 38.2.— 13 et 15, deux injections, l'une de 7, l'autre de 8 c. c. Aucune réaction. — 17, t. m. 38.1, s. 38.3. Injection de 8 c. c. de nouvelle toxine Nocard ; le lendemain, œdème notable au point inoculé ; t. m. 38,5, s. 38.4. — 19, t. m. 38.4, s. 37.9 ; inj. de 10 c. c. ancienne toxine Nocard ; le lendemain, t. m. 38.6, s. 38.5. — 21, t. m. 38.1, s. 38.3 ; inj. de 12 c. c., même toxine ; le lendemain, t. m. 38.5, s. 38°3. — 24, t. 38.2, inj. de 15 c. c. de tox. A ; le lendemain, t. m. 38.4, s. 38.3 ; très fort œdème descendant dans le membre antérieur correspondant ; le surlendemain, t. m. 38.6, s. 38.4. — 27, t. m. 38.2, s. 37.9 ; un œdème dur et considérable persiste au point précédemment inoculé. Inj. de 18 c. c. tox. A. Le lendemain, t. m. 38.5, s. 38.4 ; énorme tuméfaction dure et douloureuse ; le point inoculé le 24 novembre est encore œdémateux ; le surlendemain, t. m. 38.4, s. 38.3 ; tuméfactions locales encore très volumineuses.— 30, t. m. 38.5, s. 38.2 ; inj. de 22 c. c. ; le lendemain, t. m. 38.6., s. 38.5 ; peu de réaction locale.

Décembre. — 3, t. m. 38.5, s. 38.4 ; inj. de 11 c.c. ; tox. Nocard ; le lendemain, t. m. 38.6, s. 38. 2. — 6, inj. de 30 c. c., nouvelle tox. A. ; aucune réaction. — 8, inj. de 35 c. c. ; pas de réaction. — 10, t m. 38.1, s. 38 ; inj. de 50 c. c. ; le lendemain, t. m. 38.3, s. 38. — 12, t. m. 38.5, s. 38.2 ; inj. de 60 c. c. ; le lendemain, t. m. 38.3, s. 38.1. — 14, t. m. 38.2, s. 38 ; inj. de 60 c. c. ; le lendemain, t. 38.2. — 16, t. m. 38.6, s. 38.5 ; inj. de 60 c. c. de nouvelle tox. B. filtrée le 15 décembre ; le lendemain, t. m. 38.9, s. 38.5 ; œdème énorme et très douloureux persistant jusqu'au 22 décembre ; le surlendemain, la température est revenue à 38. — 19, t. m. 38.6, s. 38.3 ; inj de 60 c.c. de tox. B., filtrée du même jour ; le lendemain, t. m. 38.4, s. 38.5 ; large placard induré, douloureux, disparu le 22 décembre.— 21, t. m. 38.3, s. 38.1 ; inj. de 60 c. c. ; le lendemain, pas de réaction locale, t. 38.5. — 23, t. m. 38.6, s. 38.4 ; inj. de 60 c. c. ; de tox. B, filtrée le 15 décembre ; le lendemain, pas d'élévation de température ; tuméfaction très accusée, dure et douloureuse disparue le 27.

— 25, inj. de 60 c.c. de tox. B. filtrée, le 19 décembre ; presque pas de réaction. — 27, inj. de 80 c.c. de tox. B. filtrée, le 15 décembre; réaction locale légère ; pas d'élévation de température, m. 38.3, s. s. 38 ; le surlendemain, t. m. 38.6, s. 38.3. — 30, t, m. 38.7 s. 38.3 — 31, t. m. 38.1,s. 37.9 ; inj. de 80 c.c. de tox. filtrée, le 19 décembre ; le lendemain, t. m. 37.8, s, 38.1.

Janvier. — 3, injection de 80 c.c.; t. m. 38, s. 38.1 ; le lendemain, t. m. 38°4. s. 38 ; pas de réaction locale. — 5, t. m. 38°2, s. 38. Inj. de 80 c.c.; le lendemain, t. m. 38°6, s. 38°4. — 7, t. m. 38°5, s. 37°9; inj. de 65 c.c. de tox. B. filtrée, le 7 janvier. — 23, saignée de 4 à 5 litres, après laquelle on introduit dans la jugulaire 100 c.c. de tox. B. filtrée, le 19. L'animal va très bien.—27, t. m. 38°2, s. 38°1 ; inj. de 50 c.c.; le lendemain, t. m. 38°5, s. 38°2, pas de réaction locale. — 29, t. m. 37°9, s. 38° ; inj. de 50 c.c.; le lendemain, pas de réaction locale ; t. 38°5. — 31, t. m. 38°6, s. 38°3 ; inj. de 50 c.c.; le lendemain, t. m. 38°4, s. 38° ; pas de réaction locale.

Février.— 2 et 4. inj. de 50 c.c.; pas de réaction.— 6, inj. de 50 c.c ; pas de réaction générale, tuméfaction locale, molle, ayant deux fois la largeur de la main. — 8, t. m. 38°1, s. 37°9, inj. de 50 c.c.; le lendemain, t. m. 38°2, s. 38° ; pas de réaction locale. — 10, t. m. 38°2, s. 38°3; inj. de 50 c.c. de tox. B filtrée, le 2 février ; pas de réaction. Pendant quinze jours, on laisse reposer l'animal, il se porte très bien ; sa température ne dépasse pas 38°3, — 27, saignée de 5 litres environ et, aussitôt après, injection. intra-veineuse de 100 c.c.; le soir, l'animal a des coliques légères ; t. m. 38°1, s. 38°2 ; le lendemain, t. m. 38°5, s. 38°3.

Mars. — 2, inj. de 50 c.c. de tox. A filtrée, le 19 janvier ; pas d'élévation de température, mais large placard tuméfié ; le surlendemain, cette tuméfaction persiste encore ; la température ne s'élève pas ; mais l'animal est triste et mange peu ; néanmoins, ce jour-là inj. de 50 c.c de tox. A filtrée le 19 janvier ; les jours suivants la température s'élève peu ; mais l'animal reste toujours triste et perd l'appétit. — 8. L'animal va mieux ; inj. de 50 c.c.; aucune réaction générale ou locale. — 11. inj. de 50 c.c. de tox. A filtrée ; le lendemain, pas d'élévation de température, mais tuméfaction locale, molle, persistant encore le surlendemain. — 13 et 15, inj. de 50 c.c.; pas de réaction. — 20, t. m. 37°5, s. 37° 6; inj.de 50 c.c.; trois heures après, œdème bien limité; le lendemain, l'œdème est énorme, mais peu douloureux. L'état général est bon. T. m. 37°7, s. 38°. — 22, inj.de 50 c.c.; quatre heures après, se développe une tuméfaction, qui, le lendemain, a des proportions considérables; mais l'état général est bon, la température, pas sensiblement élevée; les jours suivants, rien à noter.

Avril. — 2, saignée et immédiatement après inj. de 150 c.c. de toxine dans la jugulaire. Cette injection a beaucoup éprouvé l'animal; il est tombé deux fois comme s'il avait eu de violentes coliques; mais il s'est vite rétabli. — 3, t. m. 37°7, s. 37°4, inj. de 40 c.c.; le lendemain, tuméfaction un peu forte et douloureuse; t. m. 37°7, s. 37°8. — 5, inj. de 40 c.c., suivie d'une tuméfaction assez sensible, pas d'élévation de température. — 8, 10, 12, 14, 16, 18, injections de 40 c.c. — sauf l'avant-dernière qui n'a été que de 35 c.c.; ces diverses injections ne causent pas de réaction locale, très légère élévation de température, de 4 ou 5 dixièmes de degré. On laisse reposer l'animal jusqu'au 3 mai; ce jour-là, on fait une saignée, le sérum obtenu est faible.

Mai. — 9, t. m. 37°7, s. 37°9, inj. de 30 c.c.; le lendemain, pas de réaction locale; t. 38°4. — 11, inj. de 50 c.c.; pas de réaction. — 13, inj. de 60 c.c, suivie d'un engorgement assez volumineux, sans élévation de température. — 15, 17, 19, 22, 24, injections, la première de 50 c. c., les deux suivantes de 60 c.c., la quatrième de 80 c.c., la cinquième de 100 c.c.; toutes ces injections ont causé un engorgement local assez volumineux; la température est restée normale, sauf à la suite de la dernière injection; cette fois, elle s'est élevée jusqu'à 39°3; mais le cheval avait été monté; l'état général est resté excellent. A partir de ce jour, on injecte alternativement des toxines de streptocoques et des toxines diphtéritiques. — 27, inj. de 10 c.c, de tox. streptocoques; pas de réaction. — 29, inj. de 20 c.c. de tox. strept., légère tuméfaction; pas de réaction générale. — 31, inj. de 50 c.c. de tox. dipht., un peu de réaction locale seulement.

Juin. — 1er, inj. de 30 c.c. de tox. strept., engorgement assez volumineux ; pas de réaction générale. — 4, inj. de 40 c.c.de tox. strept.; engorgement local disparaissant plus vite que celui causé par la tox. dipht.; pas de réaction générale. — 5,inj. de 50 c.c. de tox. dipht. réaction locale analogue aux précédentes ; l'engorgement ainsi produit devient peu à peu dur, chaud et douloureux ; il s'abcède le 9 juin ; se transforme en une plaie d'été le 27 juin; cette plaie guérit fin juillet. — 6, inj. de 45 c.c. de tox. dipht.; engorgement volumineux, mais pas de réaction générale. — 7, inj. de 50 c.c. de tox. dipht. — 8, inj. de 50 c.c.de tox. strept.; pas de réaction générale, mais engorgement local volumineux. — 9, inj. de 50 c.c. de tox. dipht. — 10, inj.de 55 c.c. de tox.dipht.; pas de réaction.

Juillet. — Du 13 juin au 24 juillet, on injecte à peu près chaque jour 60 c.c. de tox. strept. ou de tox. diphtérique ; ces injections n'élèvent pas la température ; les premières causent encore de la tuméfaction ; mais à partir du 23 juin, il n'y a rien à noter après chaque injection.

7 août, saignée. — 30 août, inj. de 30 c.c. de tox. dipht. B filtrée, le 1er juillet. — 6 septembre, inj. de 50 c.c. même toxine. — 10 sept., inj. de 60 c.c. tox. B dipht. filtrée, le 11 août. — 13 sept., inj. de 80 c.c. même toxine. — 17 sept., inj. de 60 c.c. même toxine. — 24, 30 sept., 30 oct., inj. de 80 c.c. même toxine.

23 octobre, saignée et inj. de 50 c.c. de tox. dipht. B filtrée, le 12 août. — 12 et 15 nov., inj. de 50 c.c.

L'animal ne réagit pas après ces injections ; pas d'élévation de température, très peu de tuméfaction locale ; saignées faites dans d'excellentes conditions.

Deuxième Observation

Observé pendant quelques jours, ce cheval a des traces de conjonctivite chronique et de fatigue des synoviales articulaires et tendineuses des membres, surtout des membres postérieurs et, en particulier, du membre postérieur gauche.

Octobre. — 12, t. m. 37.6, s. 37.8 ; inj. d'1 c.c. tox. Nocard + 1/2 c.c. eau iodée ; le lendemain, t. m. 40.2, s. 37.8 ; œdème local considérable. — 24, t. m. 37.5, s, 38 ; inj. d'1 c.c. tox. + 1/2 c.c. d'eau iodée ; l'animal est très éprouvé les jours suivants ; il y a de l'œdème local ; l'appétit diminue ; la température est élevée. — 25, m. 37.6, s. 40.1. — 26, m. et s. 38.9. — 27, m. et s. 38.6. — 28, m. 38.5, s. 39. — 29, t. m. 38.1, s. 38.4 ; inj. d'1 c.c. + III à IV gouttes d'eau iodée ; le lendemain, œdème local ; l'animal est très abattu ; l'état général reste très défectueux jusqu'au 3 novembre ; la température reste au-dessus de 38 et arrive jusqu'à 39.1.

Novembre. — 6, t. m. 38.3, s. 38.5 ; l'animal est un peu remis et mange un peu. Inj. d'1 c.c. ; œdème considérable ; abattement ; t. m. 39.6, s. 38.8. — 8, t. m. 38.3, s. 38.1 ; inj. d'1 c.c. ; le lendemain, œdème considérable ; t. m. 38.4, s. 38.1. — 10, t. m. 38, s. 38.1 ; inj. d'1 c.c. 1/2 ; le lendemain, œdème énorme. T. m. 38,5, s. 38.3 ; le surlendemain, t. = 38. — 13, t. m. 38.1, s. 37.9 ; inj. de 2 c.c. ; le lendemain, t. m. 38.4, s. 38.1. — 15, t. m. 37.6, s. 37.9 ; inj. de 2 c.c. le lendemain, t. m. 38.2, s. 38.4. — 17, t. 38.2 ; inj. de 2 c.c. ; le lendemain, t. m. 38.4, s. 38.2. — 19, t. m. 37.9. s. 38.6 ; inj. de 4 c.c. ; le lendemain, t. m. 38.3, s. 38,5. — 21, t. m. 38.3, s. 38,2 ; inj. de 7 c.c. le lendemain, t. m. 38,6, s. 38. — 24, t. m. 38.3, s. 38.1 ; inj. de 10 c.c. de nouvelle toxine A ; le lendemain, pas la moindre élévation de température ; mais œdème énorme persistant pendant plusieurs jours et descendant dans le membre antérieur correspondant. — 27, t. m. 37.9, s. 38.5; inj, de 10 cc. même toxine; le lendemain, t. m. 38.6, s. 38.5; tuméfaction locale énorme, très douloureuse, ne disparaissant que plusieurs jours après. — 29, t. m. 38, s. 38.2; inj. de 10 c.c. de même toxine; le lendemain, pas de réaction. T. m. 38.5, s. 38.2.

Décembre. — 3. T. m. 38, s. 38.2; inj. de 11 c.c. toxine Nocard; le lendemain, œdème énorme, état général très défectueux. T. m. 38.9, s. 38.7; les jours suivants, la température reste encore entre 38 et 38.6; l'état général reste mauvais. — 12, t. m. 38.5, s. 38.3; inj. de 12 cc. tox. A; le lendemain, t. m. 38.5, s. 38.4. — 14, t. 38.3; injection de 15 c.c.; le lendemain, t. m. 38.2, s. 38.5. — 16, t. m. 37.8, s. 38; inj. de 18 c.c. de tox. B filtrée, le 15 décembre; le lendemain, t. m. 38.2, s. 38.3; les effets phlogogènes sont considérables; deux jours après, il y a encore une volumineuse tuméfaction, au point déclive de l'abdomen. — 19, t. m. 38.4, s. 38.1; inj. de 19 c.c. de tox. B filtrée, le 19 décembre; le lendemain, t. m. 38.2, s. 38.3; large placard induré, douloureux. — 21, T. m. 38.5, s. 38.6; inj. de 25 cc.; le lendemain, t. m. 38.7, s. 38.4, tuméfaction locale dure et douloureuse. — 23, T. m. 37.9, s. 38; inj. de 30 c.c. de tox. B filtrée, le 15 décembre; e lendemain, t. m. 38.8, s. 38.2; l'état général est mauvais, l'animal ne mange pas; il y a une tuméfaction très accusée, dure et douloureuse. — 25, t. m. 37.9, s. 38; il y a toujours une tuméfaction dure et douloureuse; inj. de 35 c.c. de tox. B filtrée, le 19 décembre; le lendemain, t. m. 37.9, soir, 38.2; œdème très accusé de la partie déclive de l'abdomen. — 27, inj. de 40 c.c. de tox. B filtrée, le 15 décembre; le lendemain, t. m. 37.9, s. 38.2; tuméfaction considérable; les membres antérieurs sont raidis et œdématiés; l'animal peut à peine marcher; le surlendemain, t. m. 38.8, s. 38.5; l'état général est très mauvais. — L'animal va mieux; t. m. 38, soir, 38.1; inj. de 30 c.c. de tox. B filtrée, le 19 décembre; le lendemain, t. m. 38.7, s. 38.4; grosse tuméfaction.

Janvier — 3, t. m. 38.6; s. 38.3, inj. de 30 c.c. même toxine; le lendemain, très peu de réaction locale; t. m. 38.5; s. 38.9. —

5, t. m. 37.9 ; s. 38 ; inj. de 30 c.c. même toxine; le 6, t. m. 38.1, s. 38.3. —7, m. 38.5 ; s. 38.2 ; l'état général est très mauvais. 8, on note une synovite marquée de l'articulation tibio-tarsienne gauche postérieure. T. m. 38.4 ; s. 38.5 ; on laisse reposer l'animal ; le 10, l'épreuve de la malléine ne donne rien ; on n'injecte pas l'animal jusqu'au 26 ; pendant ce temps la température ne s'élève pas au-dessus de 37.5. — 26, saignée de 1 litre et demi ; puis injection sous-cutanée de 20 c.c. de tox. Une heure après, sensibilité exagérée aux deux points inoculés ; la respiration est difficile et accélérée, mais la température ne dépasse pas 37.5 ; le lendemain, t. m. 38 ; s. 38.1 ; l'état général s'est amélioré, la respiration est normale ; les points inoculés sont toujours très sensibles ; la conjonctivite de l'œil droit est ravivée ; l'œil est pleurard, à demi fermé. — 29, inject. de 15 c.c. pas d'élévation de température, mais frissons généraux et douleur localisée au point inoculé ; l'état général est satisfaisant les jours suivants.

Février. — 1, 5, 8, 10, quatre injections de 15 c.c. ; après ces injections, il y a seulement au point inoculé un peu d'engorgement douloureux, mais l'état général est bon. — 12, injection de 20 c.c. ; le lendemain, pas d'élévation de température ; mais le point inoculé est très sensible ; il y a de l'engorgement dans les deux membres ; l'œil droit est à demi fermé, il y a une sécrétion abondante de larmes ; la conjonctivite chronique est ravivée ; le surlendemain, ces diverses lésions sont en voie de guérison.

On laisse reposer l'animal du 15 au 20 février ; la température reste normale ; le 26 février, saignée de 3 litres de sang.

Mars. — 27 février, 1er, 3, 5, 7 mars, injections de 15 c.c. de toxine, les quatre dernières diluées dans 7 c.c. 5 d'eau distillée ; après ces injections, pas d'élévation de température, mais assez d'engorgement local. — 11, inj. de 20 c.c. de tox. pure ; élévation de température de 5 dixièmes de degré ; engorgement local. — 13, inj. de 26 c.c. de tox. ; trois heures après l'injection, la température, qui le matin était à 37.3, monte à 37.8 ; le lendemain matin, elle arrive à 39.4 ; dans la soirée, elle atteint 40 degrés, puis, en un jour, elle redevient normale. Outre cette réaction générale assez passagère, il y a une réaction locale beaucoup plus persistante ; trois heures après l'injection, il se produit un engorgement volumineux et très sensible ; le lendemain il se développe des arthrites ; le membre antérieur gauche est engorgé ; l'animal paraît souffrir beaucoup, il ne sait sur quels membres s'appuyer ; c'est le membre postérieur gauche qui paraît le plus douloureux ; jusqu'au 25 mars, on peut constater cette réaction locale ; l'animal boîte du membre postérieur gauche ; le point inoculé reste très sensible et les membres sont engorgés. Malgré ces désordres locaux, l'état général ne s'altère pas. Le 25 mars, l'amélioration est manifeste. On laisse reposer l'animal jusqu'au 2 avril et ce jour-là on le saigne.

Avril. — 3, t. m. 37.4; s. 37.6; inj. de 15 c.c.; le lendemain, t. m. 37.9; s. 38; engorgement local passager. — 4, t. m. 37.6; inj. de 15 c.c.; le soir. 38.2 et engorgement léger. — 8, même injection donnant la même réaction. — 10, inj. de 15 c.c. faisant monter la température de 37.5 à 38.5. — 12, inj. de 10 c.c, causant peu de réaction. — 14, 16, 18, inj. de 15 c.c. ne provoquant aucune réaction; l'état général est très bon; le 7 mai, saignée de 3 litres, le sérum est faible.

Mai. — T. m. 37.5; inj. de 15 c.c.; le soir, 37.4; engorgement énorme et douloureux; cet engorgement diminue le lendemain, mais la température s'élève jusqu'à 39.2. Malgré celà, l'état général est satisfaisant. — 11, t. m. 37.6; inj. de 10 c.c.; le soir, engorgement énorme ; t. 38.2. — 13, 15, 17, injections de 15 c.c. causant une élévation de température de 4 à 6 dixièmes de degré et un engorgement local considérable; les membres restent sains. — 19, après une injection de 15 c.c., la réaction est moins vive que les jours précédents. — 22, inj. de 20 c. c.; pas de réaction générale; légers accidents locaux.— 24, à la suite d'une injection de 40 c. c., la température monte de 37.6 à 38.6, cette réaction générale ne dure pas; mais, il persiste pendant plusieurs jours un engorgement très volumineux et très sensible; le 31, saignée d'épreuve sans résultats; on n'injecte plus l'animal.

Troisième Observation

Observée du 22 au 27 décembre, la jument est en bonne santé, sa température est normale, l'épreuve de la malléine a donné seulement une réaction locale disparue le lendemain, mais pas d'élévation de température.

27 décembre, on injecte à cette jument 1 c.c. de toxine B. filtrée du 15 décembre + 1/2 cc. de Gram. 28 décembre. — t. m. 40°, s. 39°5 ; tuméfaction locale, molle et douloureuse. L'animal est triste et ne mange pas. Le lendemain, t. m. 39° 2, s. 39, la tuméfaction est saillante et douloureuse, elle a de 20 à 25 cm. de diamètre; le surlendemain, t. m. 38°6, s. 38°5 ; la tuméfaction locale a disparu, mais énorme gonflement douloureux du deuxième segment du membre antérieur, qui persiste jusqu'au 3 janvier. — 31, inj. de 1 cc. de tox. B filtrée du 19 déc. 1/2 de liqueur de Gram. ; le lendemain t. m. 39°1 ; s. 38°, très peu de réaction locale.

Janv. — 3. inj. de 1 cc. de la même toxine, 1/2 c.c. de liqueur de Gram. ; le lendemain, t. m. 39°6 ; s. 39 ; tuméfaction étendue et douloureuse. — 5. t. m. 38°9, s. 38°6, inject. d'1 c.c. de la même toxine + 1/4 de c.c. de liqueur de Gram. ; le lendemain, t. m. 39°5; s. 39°, tuméfaction considérable. — 7. t. m. 38°6, s. 38°4, inject. de 1 c. c. de toxine B filtrée le même jour; le lendemain t. m. 40, s. 39°7, tuméfaction très considérable ; le 9, t. m. 39°5, s. 39°7, l'animal est en très mauvais état ; il est triste, ne mange pas ; le 10, t. m. 39, s. 38°5 ; même état ; œdèmes durs, considérables au cou, au poitrail, au ventre ; la gorge est comprimée ; le 11, t. m. 38°7, s. 38°3 ; deux plaques nécrosées au niveau des deux dernières injections ; de plus au niveau d'une ancienne injection, lésion écailleuse ressemblant vaguement à de la tricophytie. — Du 12 au 17, la temp. est à peu près normale ; mais il persiste toujours une éruption impétigineuse au point des deux dernières inoculations ; le gonflement du cou et de la région parotidienne diminue peu à peu, mais laisse à son niveau des plaques indurées assez étendues ; on sent une traînée inflammatoire au cou le long de la jugulaire jusqu'au poitrail. — 17, les lésions sont en voie de guérison, l'état général est assez bon ; inj. d'1 c.c. de toxine B pure, filtrée le 7 janvier. Le lendemain. t. m. 39°3, s. 39°1 ; tuméfaction dure, douloureuse, large comme les deux mains ; gonflement du poitrail du même côté. L'animal est triste et ne mange pas ; le 19, t. m. 39°2, s. 39 ; l'œdème est volumineux et douloureux, l'état général est mauvais. — Jusqu'au 23, t. normale, mais il y a toujours de l'œdème local ; le poitrail et la racine du cou sont tuméfiés ; ce jour-là, inj. d'1/2 c.c. de la même toxine ; le lendemain t. m. 38°5, s. 38°6, peu de réaction locale. — 25, t. m. 38°6, s. 38°5. inj. d'1 c.c. de la même toxine le lendemain t. m. 38°7, s. 38°5 ; l'état général est très atteint ; l'animal ne mange pas ; au point d'injection, volumineuse tuméfaction qui, les deux jours suivants, s'étend à tout le flanc jusqu'à la partie déclive de l'abdomen ; la température est de 38°6 le matin, 38°5 le soir. — 29, t. m. 38°3, s. 38°5, l'état général et l'état local se sont améliorés ; inj. d'1 c.c. de la toxine B filtrée le 19 janvier ; le lendemain, t. m. 39°3, s. 39, réaction générale très intense, pas d'appétit, presque pas de réaction locale. — 31. t. m. 38°8, s. 38°7 ; l'animal va bien ; inj. d'1 c.c. même toxine ; le lendemain t. m. 39°2, s. 38°9 ; pas d'appétit ; faiblesse et abattement, œdème énorme envahissant tout le flanc ; les jours suivants, la température diminue peu à peu ; le 5 février, elle est devenue normale ; le flanc injecté présente encore pendant 4 à 5 jours un œdème énorme. Jusqu'au 13 l'état général s'aggrave peu à peu. L'inappétence devient très grande, elle est absolue les derniers jours ; l'amaigrissement est considérable et progressif ; la faiblesse devient extrême ; elle est surtout marquée aux membres postérieurs ; c'est à peine si la jument peut se tenir sur ses jambes ; elle se couche fréquemment et on a beaucoup de peine à la faire relever. — Le 13 février, la jument s'étend sur le flanc avec une dyspnée assez intense ; elle se débat avec violence ; la mort a lieu six heures plus tard, vers deux heures de l'après-midi.

L'autopsie a été faite immédiatement après la mort. Malgré l'amaigrissement extérieur très accusé, on constate encore un certain développement du tissu graisseux sous-péritonéal et épiploïque. Rien d'anormal du côté de l'intestin, pas de changement de coloration, pas d'hémorragie.

Pas d'épanchement pleural ; les poumons sont emphysémateux et présentent un piqueté hémorragique peu abondant ; le poumon du côté sur lequel l'animal était couché au moment de sa mort est très congestionné.

Epanchement intra-péricardique assez abondant, de près d'un litre, pas d'aspect inflammatoire, dépoli ou pseudo-membraneux de la séreuse ; quelques taches purpuriques sur le myocarde ou sous la séreuse viscérale. Le cœur est très volumineux il n'y a pas de lésions valvulaires. La rate est volumineuse ; il y a une périsplénite chronique assez intense.

Le foie et les reins sont normaux.

Quatrième Observation

Décembre. — Du 25 au 31, cet animal se présente comme ayant une bonne santé, sa température est normale ; l'épreuve de la malléine a causé un peu de gonflement au point inoculé, mais pas d'élévation de température. — 31, t. m. 37°8. s. 38, inj. de 1 c.c. de toxine B filtrée du 19 décembre 1/2 cc. de liqueur de Gram.

Janvier — 1. t. m. 37°5, s. 38°6. — 2, t. m. 38°3, s. 38 ; légère tuméfaction locale. — 3, temp. normale ; inj. d'1 c.c. de la même toxine + 1/2 c.c. de liqueur de Gram ; le lendemain, aucune réaction locale ou générale. — 5, temp. normale; inj. d'1 c.c. de la même toxine + 1/4 de c.c. de liqueur de Gram ; le lendemain, pas de réaction. — 7, temp. normale, inj. d'1 cc. de toxine pure filtrée le même jour ; le lendemain, t. m. 38°7, s. 38°4 ; œdème local assez marqué. — 9, t. m. 37°7, s. 38, inj. de 2 c.c. de toxine pure ; le lendemain t. 38°2, s. 38 ; très peu de réaction locale. — 11, t. m. 38°2, s. 38°1, inj. de 2 c.c. de toxine pure ; le lendemain

t. m. 38°4, s. 37°9 ; presque pas de tuméfaction locale ; excellent état. — 13, t. m. 37°7, s. 38°2, inj. de 3 cc. 1/2 de toxine pure ; le lendemain pas de réaction locale ou générale. — 15, t. m. 38, s. 38°1, inj. de 5 c.c. de toxine pure ; le lendemain. t. m, 38°5, s. 38°1, peu de réaction locale. — 17, inj. de 5 c.c. de toxine pure ; suivie d'aucune réaction locale ou générale. — 19, t. m. 37°6, s. 37°9, inj. de 5 cc. de toxine pure ; le lendemain, t. m. 38°2, s. 38°3, sans réaction locale. — 21, t, m. 38°1, s. 38, inj. de 10 c.c. de toxine pure ; le lendemain, t. m. 38°3, s. 37°7, pas de réaction locale. — 23, t. m. 37°9, s. 38°2, inj. de 10 c.c. de toxine ; le lendemain, t. m. 38°5, s. 38°3, pas de réaction locale ; l'état général est excellent. — 25, même température ; inj. de 10 cc. ; le lendemain t. m. 38°4, s. 38°1 ; tuméfaction notable, mais très limitée et peu douloureuse, disparue en deux jours. — 27, t. m. 37°9, s. 38°4, inj, de 15 c.c. de la même toxine ; le lendemain, t. m. 39, s. 38°4, tuméfaction peu accusée. — 29, t. m. 38°3, s. 38°5, inj. de 15 c. c. de tox. B filtrée le 19 janvier ; le lendemain, aucune réaction locale ou générale. — 31, inj. de 15 c.c. de tox. suivie d'aucune réaction locale ou générale.

Février. — 2, t. m. 38°2, s. 38, inj. de 20 c.c. de toxine ; le lendemain t. m 38°7, s. 38°1 ; pas de réaction locale. — 4, inj. de 20 c.c. de tox. A filtrée le 19 janvier ; le lendemain pas de réaction locale ni générale. — 6, inj. de 20 c.c. de la même tox. ; la température qui était de 37°9 le matin, s'est élevée à 38°5 le soir après l'injection ; le lendemain t. normale et pas de réaction locale. — 8, inj. de 30 c.c. de la même toxine, pas de réaction le lendemain. — 10, t. m. 38°4, s. 38, inj. de 30 c.c. de tox. B filtrée le 2 février ; le lendemain t. m. 38°5, s. 38°1. — 12. t. m. 38°3, s. 37°8, inj. de 30 c.c. de la même toxine ; le lendemain t. m. 38°4, s. 38°1. — 14, inj. de 40 c.c. de la toxine A filtrée le 19 janvier ; le lendemain, aucune réaction. — 16, t. m. et s. 38, inj. de 40 c.c. de toxine B filtrée le 2 février ; le lendemain t. m. 38°5, s. 38 ; gonflement assez marqué disparu en deux jours. — 18, t. normale ; l'état général est excellent, inj. de 50 c.c. de tox. le lendemain, pas d'élévation de température, mais tuméfaction aplatie de deux largeurs de main ; le jour suivant, à la partie déclive de l'abdomen, petit bourrelet œdémateux. — 20, t. m. 37°9, s. 38, inj. de 50 c.c. ; le lendemain t. m. 38°2, s. 38.3 ; tuméfaction aplatie assez dure, de la largeur d'une assiette ; œdème à la partie déclive de l'abdomen ; cet état persiste encore légèrement le jour suivant. — 22, t. m. 38°6, s. 38°1, inj. de 50 c.c. même toxine ; le lendemain, pas de réaction générale, mais réaction locale assez marquée. — 24, inj. de 50 c.c. de même toxine ; le lendemain, pas d'élévation de température, mais réaction locale appréciable ; œdème marqué de l'abdomen. — 26, même état ; inj. de 50 c.c. de même toxine ; t. m. 37°9, s. 38 ; le lendemain, t. m. 38°, s. 38°3 ; tuméfaction locale dure, assez étendue ; placard œdémateux à la partie déclive du tronc. — 28, t. m. 38°7, s. 38°1 ; la tuméfaction persiste, mais l'état général est bon ; inj. de 50 c.c. de toxine A filtrée le 19 janvier ; le lendemain, pas d'élévation de température ; tuméfaction à peine appréciable.

Mars. — 2, 4, 6 et 8, inj. de 50 c.c. de même toxine. — 11, 13, 15, 18, 20, inj. de 50 c.c. de toxine A filtrée le 4 février. Aucune de ces injections n'a provoqué d'élévation de température ou de réaction locale. — 22, t. m. 38°3, s. 38°2, inj. de 50 c.c. de tox. B filtrée le 21 mars ; le lendemain, t. m. 38°4, s. 38°1 ; pas de réaction locale.— 25, t. m. 38°5, s. 38°2 ; inj. de 50 c.c. de tox. B filtrée le 12 février ; le lendemain. t. m. 38°3, s. 38°6, réaction générale, vive tuméfaction très accusée et douloureuse. — 27, t. m. 38°, s. 38°3 ; tuméfaction encore assez accusée, descendant jusqu'au bas de l'épaule ; inj. de 50 c.c. de même toxine ; le lendemain, t. m. 39°8, s. 38°2, tuméfaction encore très accusée au niveau de l'avant dernière injection ; celle de la veille a produit une réaction locale très vive ; jusqu'au 2 avril, la température est normale, mais les tuméfactions dues aux injections précédentes sont très vives.

Avril. — 3, t. m. 38°2, s. 38°4 ; l'animal va bien ; inj. de 50 c.c. de tox. B filtrée le 27 mars, le lendemain, t. m. 39°3, s. 38°5, néanmoins, l'état général est bon ; tuméfaction assez accusée et douloureuse. — 6, t. m. 38°6, s. 38°4 ; l'animal va bien ; inj. de 50 c.c. de la même toxine ; le lendemain, t. 38°5 ; réaction locale légère. — 10, t. m. 38°1, s. 38° ; inj. de 50 c.c. de la même toxine ; le lendemain, très peu de réaction locale, mais réaction générale très vive; t. m. 40°, s. 39°2; le surlendemain, t. m. 38°7, s. 38°5. — 13, t. m. 38°9, s. 38°2; inj. de 50 c.c. de tox. B filtrée le 12 février et tuant un cobaye en 40 heures à la dose d'1/10 de cc.; le lendemain, pas de réaction locale, mais t. m. 39°1, s. 38°7. — 16, t. m. 38°4, s. 38°5; inj. de 50 c.c. de la même toxine; le lendemain, t. m. 38°8, s. 38°5; tuméfaction très accusée, le surlendemain. t. 38°5; trois jours après l'injection, toute tuméfaction a disparu.

Du 19 avril au 1er mai, rien d'anormal.

Mai. — 2, le sérum de cette jument a un pouvoir immunisant, supérieur à 1/50000; elle a reçu depuis le début de l'immunisation 1482 c.c. de toxine. On fait une saignée de 5 à 6 litres dans d'excellentes conditions. — 3, t. m. 38°, s. 38°1; inj. de 50 c.c. de tox. B filtrée du 21 mars et tuant un cobaye en 48 heures à la dose de 2/10 de c.c.; le lendemain, t. m. 38°7, s. 38°5, très légère tuméfaction. — 6 et 9, inj. de 50 c.c. de la même toxine; le lendemain, élévation de température de 2 dixièmes de degré et très peu de réaction locale. — 11, inj. de 50 c.c. de la même toxine; le lendemain, énorme tuméfaction persistant pendant deux jours, mais pas d'élévation de température. — 13, t. m. 38°3, s. 38°4; inj. de 50 c.c. de toxine B, filtrée le 3 mai et tuant un cobaye en 48 heures à la dose de 2/10 de c.c.; le lendemain, t. m. 39°1, s. 38°8; tuméfaction vive et douloureuse. — 15, inj. de 50 c.c.; le lendemain, pas d'élévation de température et peu de réaction locale. — 17, t. m. 38°3, s. 38°3; inj. de 50 c.c.; le lendemain, bon état général, t. m. 38°4, s. 38°2; tuméfaction accusée, disparue deux jours après. — 20, inj. de 50 c.c. de toxine B filtrée le 17 mai 1895; le lendemain, pas de réaction locale ou générale.

Du 22 mai au 5 juin, rien d'anormal.

Juin. — Le 1er juin, 2 cobayes sont immunisés à 1/40000, et 1/50000, avec le sérum d'épreuve. — 5, saignée de 6 litres de sang. — 6, 8, 11, 14, inj. de 50 c.c. de toxine B filtrée le 29 mai, tuant un cobaye en 40 heures; le lendemain, pas de réaction locale, mais élévation de 1, 8, 6 et 4 dixièmes de degré. — 16, t. m. 38°, s. 38°2; le matin, inj. de 70 c.c.; il se développe une tuméfaction du volume du poing, qui a presque disparu le soir. — 22, on fait le matin une injection de 70 c.c. de tox. B filtrée le 15 juin ; bientôt après, il se développe une grosse tuméfaction persistant encore le lendemain, sans élévation de température. — 15 et 28, inj. de 70 c.c.

Juillet et août. — 13, saignée de 6 litres. — 15, 19, 22, 24, 29 juillet, 1er, 5 et 7 août, 8 injections, les quatre premières de 60 c.c., la 5e de 100 c.c., la 6e de 70 c.c., les deux dernières de 60 c.c. de tox. B filtrée le 1er juillet. A la suite de chacune de ces injections, très légère tuméfaction et pas la moindre élévation de température. La jument observée jusqu'au 28 est en parfaite santé. — 29, t. m. 37°5, s. 37°6. Saignée de 6 litres; le lendemain, t. m. 38°2, s. 38°3; inj. de 60 c.c. de la même tox.; pendant les trois jours qui suivent cette injection, la température reste un peu élevée entre 38° et 38°4.

Septembre, octobre et novembre. — Le 6 sept., inj. de 80 c.c. de la même toxine; le 10 et le 13, inj de 80 c.c. de toxine B filtrée le 11 août; le 17, inj. de 60 c.c.; le 24, le 30 et le 3 oct., inj. de 80 c.c. Le 23 oct., saignée de 6 litres et inj. de 50 c.c. de tox. B filtrée le 12 août. Toutes ces injections n'ont produit aucune réaction. Le 12 nov., inj. de 100 c.c.: le 15, inj. de 80 c.c., à la suite de l'avant-dernière injection un peu copieuse, la température s'est élevée jusqu'à 38°5, elle s'est maintenue au-dessus de 38° jusqu'au 16 novembre.

Cinquième Observation

Le cheval, qui fait l'objet de cette observation, a été examiné plusieurs jours avant la première injection, il est bien portant ; sa température est normale.

Février. — 22, inj. d'1/2 c.c. de toxine B filtrée le 2 février, diluée de 4 c.c. 1/2 d'eau stérilisée et additionnée de V gouttes de liqueur de Gram ; le lendemain, pas de réaction locale, ni générale. — 24, inj. d'1/2 c.c. de la même toxine diluée de 4 c.c. 1/2 d'eau stérilisée ; le lendemain, rien à noter. — 26, t. m. et s. 38 ; inj. d'1 c.c, de la même toxine diluée de 4 c.c. d'eau stérilisée ; le lendemain, pas de tuméfaction, t. m. 38.6, soir, 38.2. — 28, t. m. 38.3, s. 38; inj. d'1 c.c. de toxine A filtrée le 19 janvier ; le lendemain, bon état général; t. m. 38.1, s. 37.9; tuméfaction douloureuse de la dimension de la paume de la main, disparue trois jours après l'injection.

Mars. — 2, Inj. d'1 c c. 1/2 de la même toxine; t. m. 38, s. 38.3. Le lendemain, t. m. 38, s. 37.6; tuméfaction dure et douloureuse, qui persiste deux jours. — 4, inj. d'1 c.c. 1/2 de la même toxine; le lendemain, légère tuméfaction douloureuse, pas d'élévation de température. — 6, inj. de 2 c.c. 1/2 de la même toxine ; le lendemain, légère tuméfaction seulement. — 8, inj. de 5 c.c. de la même toxine suivie d'une légère tuméfaction douloureuse. — 11, t. m. et s. 38.1; inj. de 5 c.c. de toxine A filtrée le 4 février; le lendemain, t. m. 38,3, s. 38. Tuméfaction légère très douloureuse; on sent jusqu'au poitrail une traînée de lymphangite dure et douloureuse. — 13. t. m. et s. 37.8; tuméfaction persistante, mais bon état général; inj. de 5 c.c. de la même toxine ; le lendemain, t. m. 38, s. 38.2. — 15, t. m. 38.3, s. 38.1, inj. de 10 c.c. ; le lendemain, t. m. 38.5, s. 38 2. — 18 et 20, inj. de 10 c.c. suivies d'aucune réaction locale ou générale. — 22, t. m. 38, s. 37.9 ; inj. de 10 c.c. de tox. B filtrée le 21 mars ; le lendemain. t, m. 38.1, 37.9; tuméfaction volumineuse et très douloureuse, disparue trois jours après. — 25. t. m. 38.3, s. 37.8 ; inj. de 15 c.c. de toxine B filtrée le 12 février ; le lendemain, t. m. 38.6, s. 38.4 ; tuméfaction assez accusée, disparue le jour suivant. — 27, t. m. 37.8, s. 38; inj. de 15 c.c. de la même toxine; le lendemain, t. m. 39 8, s. 38.1 ; tuméfaction extrêmement accusée et très douloureuse; elle persiste jusqu'au 3 avril ; elle s'étend jusqu'au premier segment du membre antérieur. L'état général est bon et la température normale.

Avril. — 3. Inj. de 15 c.c. de tox. B filtrée le 27 mars ; t. m. 38.1, s. 38.3 ; le lendemain, tuméfaction peu accusée, mais dure et douloureuse, disparue le jour suivant; l'état général est bon mais t. m. 40.3, s. 38.9. — 6, inj. de 20 c.c. de tox. causant le lendemain une tuméfaction légère seulement. — 10, t. m. 37.8, s. 38.1 ; inj. de 20 c.c. ; le lendemain, peu de réaction locale, mais, t. m.

38.8, s. 38.4. — 13, t. m. 38.2, s. 38; inj. de 20 c.c. de toxine B filtrée le 12 février et tuant un cobaye en quarante heures, à la dose de 1/10 de c.c. : le lendemain, pas de tuméfaction notable; t. m. 38.4, s. 38.1. — 16, t. m. 38.3, s. 38; inj. de 30 c.c. le lendemain, t. m. 38.6, s. 38.3; tuméfaction douloureuse et appréciable. — 20, t. m. 38.1, s. 37.9; inj. de 30 c.c. Le lendemain, t. m. 38, s. 38.1 ; tuméfaction très marquée et très douloureuse, encore appréciable le jour suivant. — 22, t. m. 38.1, s. 38 ; inj. de 30 c.c.; le lendemain, t. m. 39.2, s. 38.7; pas de réaction locale. — 25, t. m. 37.7, s. 38; inj. de 40 c.c.; le lendemain, t. m. 40.2, s. 38.9. Enorme tuméfaction disparue trois jours après. — 28, inj. de 40 c.c. de tox. B filtrée le 13 février 1895; le lendemain, aucune réaction, soit locale, soit générale.

Mai. — 1er, t. m. 38, s. 37.9 ; inj. de 50 c.c. ; le lendemain, t. m. 38, s. 38.2; tuméfaction assez accusée. — 3, t. m. 38.4, s 38. 2; inj. de 50 c.c. de tox. B filtrée le 21 mars, dont 2/10 de c.c. tuent un cobaye en quarante-huit heures; le lendemain, t. m. 38.9, s. 38.6; tuméfaction très accusée et très étendue disparue trois jours après. — 6, t. m. 37.5, s. 38.2; inj. de 50 c.c.; le lendemain, pas de réaction locale, mais, t. m. 39.1, s. 38.4. — 9, t. m. 38, s. 37.8, inj. de 50 c.c.; le lendemain, t. m. 38.5, s. 38.3; grosse tuméfaction; le surlendemain, t. m. 39, s. 38; la tuméfaction persiste assez marquée ; l'œdème tend à descendre et à envahir le membre antérieur correspondant, celui-ci est bientôt très gonflé et très douloureux; ce n'est que le 20 mai que la tuméfaction, correspondant à la précédente injection, a complètement disparu. — Malgré cet état, le 11, inj. de 50 c.c., pas de réaction locale, mais élévation de temp. d'1/2 degré. — 13, inj. de 50 c.c. de tox. B filtrée le 3 mai et tuant un cobaye en quarante-huit heures à la dose de 2/10 de c.c. ; le lendemain, pas d'élévation de température, pas de réaction locale correspondant à cette injection. — 20, inj. de 50 c.c. de tox. filtrée le 17 mai et tuant un cobaye en quarante-six heures à la dose de 2/10 de c.c. ; le lendemain, pas d'élévation de température, mais tuméfaction du volume des deux poings, dure et douloureuse, disparue en deux jours. — 22, inj. de 50 c.c. ; le lendemain, pas d'élévation de température, mais tuméfaction assez volumineuse, dure et douloureuse, disparue le surlendemain. — 25, t. m. 37.8, s. 38.2; inj. de 50 c.c. de tox. ; le lendemain, t. m. 38.6, s..38; tuméfaction légère ; le surlendemain, même tuméfaction légère, t. m. 39.3, s. 39. — 28, t. m. 38.6, s. 38.3 ; inj. de 50 c.c. ; le lendemain, t. m. 38.5, s. 38 ; très peu de réaction locale. — 30, t. 38.1, inj. de 50 c.c. ; le lendemain, t, m. 37.9, s. 38.

Juin. — 1er, t. m. 38; à deux heures, inj. de 50 c. c. : t. à 6 heures du soir, 39.7; le lendemain, t. m. 38.4, s. 38; tuméfaction extrêmement accusée disparue le 4. — 4, t. m. 37.7, s. 37.9; inj. de 50 c. c. tox. B, filtrée, le 29 mai, tuant un cobaye en quarante heures à la dose de 2/10 de c.c. : le lendemain, t. m. 38 2, s. 27.6, tuméfaction assez marquée. — 6, inj. de 58 c. c. suivie d'une tuméfaction assez accusée disparue en deux jours. — 8, t. m. 37.6, s. 38.8; inj. de 50 c. c. Deux heures après l'injection, tuméfaction énorme, disparue le 10 ; le 9 et le 10, t. m. 37.9 s. 38. — 11 et 14, inj. de 50 c. c., après lesquelles, tuméfaction légère et élévation de température de 2 et 4/10 de degré. — 16, inj. de 60 c. c. le matin ; tuméfaction assez vive au bout de trois heures, ayant disparu le soir après huit à dix heures ; pas d'élévation de température. — 22, à 7 h. 1/2 du matin, inj. de 60 c. c. de tox. B. filtrée le 15 juin ; vive tuméfaction saillante et douloureuse disparue le lendemain ; pas d'élévation de température.

Juillet. — 25, 28 juin. 6 juillet, trois injections, les deux premières, de 60 c.c., la deuxième, de 80 c. c.; rien à noter après ces injections. — 17, l'animal a reçu jnsqu'ici 1528 c. c. de toxine, Saignée de 6 litres. — 19, inj. de 70 c. c. de tox. B, filtrée le 1er juillet. T. m. et s. 37.4, le lendemain, t. m. 37.6. 37.7, très peu de réaction locale. — 22 et 24, deux injections de 60 c c. suivies d'aucune réaction. — 29, t. m. et s. 37. 8, inj. de 80 c. c. ; le lendemain et le surlendemain, t. m. 33.9, 38.8, s. 38.8 38.7.

Août. — 1er, inj. de 70 c. c. ; 5 et 7 août, inj. de 60 c. c. Toutes ces injections ne causent aucune sorte de réaction, et l'animal va très bien. — 28, saignée de 6 litres; le 30, inj. de 60 c. c.

Septembre, Octobre et Novembre. — 6, inj. de 80 c.c.; le 10 et le 13 sept., inj. de 80 c. c. de tox. filtrée le 11 août; le 17, inj. de 60 c.c.; le 28, le 30 et le 3 oct., inj. de 88 c.c. — Le 23 oct., saignée de 6 litres et inj. de 50 c. c. de tox. B. filtrée le 12 août; le 12 et le 15 nov., inj. de 100 et 80 c.c.. Ces diverses injections n'ont causé aucune réaction, même l'avant-dernière, qui était de 100 c. c. L'animal va très bien.

Sixième Observation

La jument a été observée du 15 au 29 mars avant les injections; elle est en parfaite santé, la température est normale; l'injection de malléine a provoqué une légère tuméfaction, mais pas d'élévation de température.

Mars — 29, t. m 37.8, s. 38.2; inj. d'1/2 c. c. de tox. B. filtrée le 12 février, + 1/2 c. c. de liqueur de Gram; la réaction locale est très nette le lendemain, elle persiste jusqu'au 5 avril; la réaction générale est très forte; la jument, qui était très vive, devient triste et abattue; l'appétit est considérablement diminué; les températures sont: 30 mars, 39.4, 38.4. — 31 mars : 38.6, 38.5; 1er avril : 38.2, 2 avril, 39.4, 38.7.

Avril.— 3, t. m. 39.4, s. 38.5; inj. d'1/2 c. c de toxine B. filtrée le 27 mars + 1/2 c. c. de liqueur de Gram; le lendemain, tuméfaction très légère et pas d'élévation de température.— 6, m. t. 37.8, s. 37.9; inj. d'1/2 c. c. de la même toxine, + 1/2 c. c. de liqueur de Gram; le lendemain, t m. 38.7, s. 38.3, réaction locale très légère. — 10, t. m. 37,8, s. 38; inj. d'1 c.c. de toxine pure; le lendemain, t. m. 38.7, s. 38.3; tuméfaction légère. — 13, t. m. 38.2, s. 37.9; inj. d'1 c.c. de toxine B. filtrée le 12 février et tuant un cobaye en 40 heures, à la dose d'1/10 de c.c.; le lende main, t.m. 38.2, s. 38; pas de tuméfaction appréciable. — 16, t. m. 38.4, s. 38.2; inj. de 2 c. c. de la même toxine; le lendemain, t. m. 38.3. s. 38; tuméfaction allongée, saillante et douloureuse avec desquamation et chute des poils à la surface; cette tuméfaction persiste jusqu'au 20 avril. — 20, t. m. 37.6, s. 38.1; inj. de 3 c.c.; le lendemain, t. m. 38.4, s. 38; tuméfaction légère, mais engorgement marqué et douloureux à la base du cou. — 22, inj. de 4 c.c.; le lendemain, pas d'élévation de température, mais tuméfaction douloureuse très accusée persistant jusqu'au 25. — 25, t. m. 37.5, s. 37.9; inj de 5 c. c.; le lendemain, t. m. 38.8, s. 37.2; tuméfaction assez accusée, ayant disparu deux jours après. — 28, inj. de 6. c. c. de toxine filtrée le 13 février, le lendemain, rien à noter.

Mai. — 1, t. m. 38°1, s. 38, inj. de 10 c.c.; le lendemain, t. m. 38°1, s. 37°9; tuméfaction extêmement accusée et douloureuse. 3, t. m. 37°6, s. 38, inj. de 10 c.c. de tox. B filtrée le 21 mars et tuant un cobaye en 40 heures à la dose de 2/10 de c.c.; le lendemain, très peu de réaction. — 6, t. m. 37°8. s. 37°9, inj. de 20 c.c.; le lendemain, t. m. 38°3, s. 38°1; légère tuméfaction. — 9, inj. de 20 c.c.; pas de réaction. — 11, t. m. 38, s. 38°1, inj. de 30 c.c.; le lendemain, t. m. 38°4, s. 38; tuméfaction assez marquée et douloureuse; persistant le jour suivant. Les membres sont raides, mais pas de gonflement notable des articulations ou des synoviales. — 13, t. m. 38°2, s. 38°3, inj. de 30 c.c. de toxine B filtrée le 3 mai; le lendemain t. m. 38°2, s. 38.4; tuméfaction assez marquée; 15, t. m. 38°6, s. 38°3, inj. de 30 c.c.; le lendemain t. m. 38°9, s. 38°5; tuméfaction dure, douloureuse et assez volumineuse. — 17, t. m. 38°6, s. 38°4; la tuméfaction est plus accusée; l'état général laisse à désirer, l'animal maigrit, perd l'appétit. — 18, t. m. 38°6, s. 38°3. — 19, t m. 39. s. 38°5. — 20, t. m. 38°3, s. 38°2. — 26. t. m. 38°6, s. 38°; la tuméfaction devient nettement fluctuante. — 22. t. m. 38°2, s. 38°6; l'incision de l'abcès donne de 3 à 400 gr. de pus bien lié; les jours suivants la température est normale; la tuméfaction reste encore douloureuse à la palpation, mais elle va en s'affaissant — 30, plus de tuméfaction; la plaie est cicatrisée; inj. de 20 c.c. de toxine B filtrée le 17 mai; le lendemain pas d'élévation de température; tuméfaction assez nette, dure et douloureuse disparue le jour suivant. L'état général est bon.

Juin et juillet. — 1, t. m. 37°7, s. 37°8, inj. de 20 c.c.; le lendemain, t. m. 37°8, s. 38°2 ; tuméfaction dure et très accusée disparue deux jours après. — 4, t. m. 37°6, s. 38, inj. de 20 c.c. de toxine B filtrée le 29 mai et tuant un cobaye en 40 heures à la dose de 2/10 de c.c. ; le lendemain, t. m. 38°4, s. 38°1 ; tuméfaction assez marquée. — 6, t. m. 37°5, s. 37°8, inj. de 30 c.c. ; le lendemain, t. m. 38°5, s. 38°3 ; tuméfaction dure et douloureuse, encore très appréciable le jour suivant. — 8, t. m. 37°9, s. 37°8, inj. de 30 c.c. ; une heure après, tuméfaction énorme et très douloureuse disparue le 11 juin. 9, t. m. 38, s. 38°1. — 11, t. m. 37°7 s. 37°6 inj. de 30 c.c. ; le lendemain t. m. 38°3, s. 37°9 ; tuméfaction très accusée et douloureuse. — 14, t. m. 37°5, s. 37°6, inj. de 40 c.c. le lendemain t. m. 38°3, s. 38. — 16, le matin, inj. de 50 c.c. Réaction locale assez nette, bien que peu intense, presque totalement disparue le soir ; t. m 37°5, s. 37°9 ; le lendemain, rien à noter. — 22, le matin, inj. de 50 c.c. de tox. B filtrée le 15 juin ; cette injection détermine une très vive réaction locale, mais pas d'élévation de température. — 25, 28 juin, 6 juillet, inj. les deux premières de 50 c.c ; la dernière de 70 c.c. ne causant aucune récation. — 15, 19, 22, inj. de toxine B filtrée le 1er juillet, la première de 60 c.c. ; les deux autres de 50 c.c. ; après ces injections, réaction locale insignifiante et pas d'élévation de température.

L'animal va très bien, il a reçu au cours de son immunisation 794 c.c. de toxine ; il n'a jamais été saigné.

Septième Observation

La jument a été observée plusieurs jours avant la première injection ; elle est en parfaite santé ; sa température est normale ; l'épreuve de la malléine a causé un peu de réaction locale, mais pas d'élévation de température.

Mai. — 13, t. m. 37.9, s. 38.1 ; inj. d'1/2 c. c. de toxine B filtrée le 3 mai + 1/2 c. c. de liqueur de Gram ; le lendemain tuméfaction à peu près nulle, disparue le 25 mai ; t. m. 38,

s. 38.1. — 15, t. m. 37.9, s. 37.7 ; inj. d'un 1/2 c. c. de toxine + 1/4 de liqueur de Gram ; le lendemain, t. m. 38, s. 37.9, petite plaque surélevée, douloureuse, disparue le jour suivant. — 17, inj. d'un 1/2 c. c. de toxine pure ; le lendemain, pas d'élévation de température, mais jusqu'au 20, placard saillant, induré, de la largeur de la paume de la main. — 20, t. m. 37.9, s. 38 ; inj. d'un 1/2 c. c. de toxine B filtrée le 17 mai ; le lendemain t. m. 38.4, s. 38.1 ; petite tuméfaction très limitée, dure et à bords saillants, disparu deux jours après. — 22, t. m. 38.5, s. 38.2 ; inj. d'un 1/2 c. c. ; le lendemain pas d'élévation de température ; tuméfaction aplatie, douloureuse, de la largeur de la paume de la main. — 25, t. m. 37,9, s. 38 ; inj. d'1 c. c. 1/2 ; le lendemain, t. m. 37.8, s. 38.3 ; légère tuméfaction disparue deux jours après. — 28, t. m. 38.3, s. 38.1 ; inj. de 2 c. c. ; le lendemain t. m. 38.5, s. 38.2 ; tuméfaction peu marquée, très étalée, peu douloureuse, avec réseau vasculaire, saillante et lymphangite à la périphérie ; cet état persiste encore le surlendemain. — 30, t. m. 38.1, s. 37.9 ; inj. de 3 c. c. ; le lendemain t. m. 38.4, s. 38.2 ; petite tuméfaction étalée sur une large surface, mais peu saillante, disparue le jour suivant.

Juin et juillet. — 1er, t. m. 37.7, s. 38 ; inj. de 4 c. c. ; le lendemain, t. m. 37.7, s. 38.2 ; petite tuméfaction nettement saillante, un peu dure, à bords surélevés, peu douloureuse, disparue trois jours après. — 4, t. m. 37.7, s. 38.1 ; inj. de 5 c. c. de toxine B filtrée le 29 mai, tuant un cobaye en moins de 40 heures. Le lendemain t. m. 38.3, s. 38.1, tuméfaction légère. — 6, inj. de 5 c. c. ; le lendemain, pas d'élévation de température, tuméfaction étalée, peu douloureuse, peu marquée. — 8, t. m. 37.8 ; inj. de 10 c. c. ; deux heures après tuméfaction légère ; mais 4 heures après, température du soir, 38.9 ; le lendemain, la température est normale, il n'y a plus qu'une légère tuméfaction. — 11, t. m. 38.1, s. 38 ; inj. de 10 c. c. ; le lendemain t. m. 38.4, s. 38.3, tuméfaction peu marquée. — 14, t. m. 38.2, s. 37.6, inj. de 10 c. c., le lendemain, t. m. 37.9, s. 38. — 16, t. m. 37. 9, soir, 37.8 ; le lendemain, t. m. 38, s. 38.1. — 22, inj. de 15 c. c. de toxine B filtrée du 15 juin ; deux heures après grosse tuméfaction, persistant encore le lendemain, mais peu d'élévation de température. — 25 et 28, inj. de 15 c. c. ; 6 juillet, inj. de 30 c. c.; 15, inj. de 30 c. c. de tox. B filtrée le 1er juillet; le 19 et 22, inj. de 30 c. c. de la même toxine ; le 24 et 29, inj. de 40 c. c.

Toutes ces injnctions n'ont pas élevé la température et n'ont causé qu'une réaction locale insignifiante ou nulle. L'animal se porte très bien. Il a reçu en tout 283 c. c. de toxine. Il n'a jamais été saigné

Lyon. — Imp. PITRAT AINÉ, A. Rey Successeur, 4, rue Gentil — 12203

Lyon. — Imp. PITRAT AINÉ, **A. Rey** Successeur, 4, rue Gentil. — 12203

www.ingramcontent.com/pod-product-compliance
Ingram Content Group UK Ltd.
Pitfield, Milton Keynes, MK11 3LW, UK
UKHW020325220726
13923UKWH00003B/1379

9 782019 273514